舘野之男著

# 放射線と健康

岩波新書

745

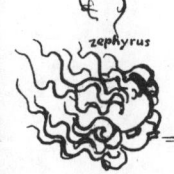

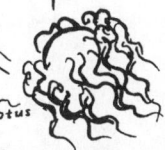

# まえがき

本書は、一九七四年に岩波新書の一冊として出版された『放射線と人間――医学の立場から』を改訂するつもりで書きはじめたものである。しかし結局、全面的に書き直した。一番の変更点は、医学利用に関する部分を省いて放射線の影響に話題を絞ったことである。放射線は、画像医学の時代といわれるこの数十年、つねにその中心的存在だったので多くの話題がある。しかしそれだけに無理してここに取り込んでも中途半端になってしまうからである。

原子力関係では旧ソ連のチェルノブイリ原子力発電所の事故、東海村のウラン加工工場の臨界事故等々、放射線傷害に関係する大きな事故がいくつもあった。原子力事故ほど有名でないが、医学関係でもまた、死者の数からいえばチェルノブイリ級の放射線事故がいくつか発生した。これらの事故での放射線傷害に関しては、第四章で、また一部は第六章で説明した。

第五章では放射線のリスクを論じた。交通事故のリスク、取引のリスク等々のあのリスクである。何か悪いことの起きる確率、しかもその確率はゼロではないといったくらいの意味である。リスクを考えるには「なにか悪いこと」の実体と、それが起きる確率が重要であるから、そこではそれに注意して書いた。なお、放射線のリスクは現在「確率的影響」といわれ、第四章で論じた傷害は「確定的影響」と呼ばれて、両者はきちんと区別されている。しかしこの二つをまとめていうとき、本来リスクの意味をもたない「障害」という言葉が使われるので、これらを混同しないようにご用心下さい。

確率的影響の考え方が広く浸透してくると、ごく普通の人がごく普通に暮らしている場所、それどころか健康によいといわれてきた場所の自然放射線までが障害がある、リスクがあるといわれてやり玉に挙がる(自然放射線の悪影響が確かめられているのは、自然の放射性ガス・ラドンがきわめて濃くたまる鉱山で長年働いていた人たちの調査だけである)。それをめぐる議論そのものは第五章で述べたが、そうした議論の起こる背景になっている自然放射線の状況や、もっと広く考えて日常わたくしたちが浴びている放射線の状況については第三章で説明した。

話が自然放射線にまで広がると、何を放射線といっているか、きちんと決めて議論しないと混乱する。医学畑のわたくしは、放射線というとX線を思い浮かべるが、いつか原子力関係の人と話していて驚いたことがある。病院で使っているX線は放射線に入れないのが常識といったふうの話しぶりだったのである。本書では、健康影響を議論するのに便利な「電離放射線」という括りで放射線を考えている。残念ながらこの言葉は、普通の国語辞典には載っていないので、本書の内容を議論する人は第一章をよく読んでください。

第二章は放射線の線量と単位を扱った。線量の話は、放射線の影響を考えるとき最も重要なのに一番わかりにくい。少しずつ意味合いの違った何種類もの量や単位が並行して使われる。それが時代によって少しずつ違う。国によっても違う。たとえば日本では古い単位とされているキュリーが、米国では今でも当然のように使われている。本書では、「わかりやすさ」を心がけて、線量や単位の話はできるだけ簡素化して書いたが、換算が面倒なもの、無理に換算すると意味が変わってしまうものもあって、文献の表記のままにしたところも多い。そこで昔の量や単位についても重要なものについては、煩をいとわずに説明しておいたので、疑問のたびにチェックして欲しい。

次に、旧著の内容にかかわる点で、特にわたくしが気にしていたことを、一つだけ記しておきたい。「X線検査で奇形児が生まれる」という「常識」に関してである。

わたくしが放射線医学の勉強をはじめた頃(一九六〇年代初め)は、妊娠中の人のX線検査が大問題であった。医学の教えるところでは「胎児、特に妊娠初期は、細胞分裂が盛んである」。また、放射線生物学の教えるところでは「分裂の盛んな細胞ほど放射線に弱い」。この二つがそろうのだから、誰だって「あぶない」「いけない」と考えるだろう。

とはいえX線検査を必要とする女性は少なくない。そこで検査前に「妊娠していませんか」

と聞く。だが一番分裂の盛んな妊娠直後は、本人に聞いてもわからない。排卵が起こって受精するのは月経開始後一〇日以後だから、絶対に妊娠していない時期に検査を限ろうとするなら、チャンスは月経のはじまりから一〇日間だけである。そこで女性の下腹部の検査は、月経開始後一〇日以内に、というルールができあがった。

このルールは、一九六二年、国際放射線防護委員会(ICRP)勧告に取り入れられ、「一〇日規則を守ろう」というキャンペーンが大々的におこなわれた。

「一〇日規則」はしかし、七〇年代を通じて徐々にゆるめられ、一九八〇年代半ばには事実上取り消された。アポトーシスという機構(第五章6節)が働いて奇形は発生しない。あるいは発生する場合でも、その線量は、X線検査の線量に較べて案外に大きいことがわかってきたからである。奇形発生の最小線量として、一九八六年の国連科学委員会報告書は、受胎後一日は奇形の発生なし、一四―一八日二五〇ミリグレイ、五〇日五〇〇ミリグレイと報告した。普通のX線検査で胎児が浴びるのはせいぜい一〇ミリグレイ程度(本書表6-4)だから、慎重に考えても、一〇日規則をあてはめる必要のないことがはっきりしたのである。

この話がこれだけで済めば、何もいうことはない。だが、「奇形児が生まれる」という類の話は社会を過剰なほどに刺激する。「X線検査で奇形児が生まれる」という「常識」が社会に定着し、「妊娠に気がつかないでX線検査を受けてしまった」ことをめぐって、残念なことが多数起きた(くわしくは第六章4節を見てください)。

かつての常識とは反対に「普通のX線検査で奇形児が生まれることはない」は、現在では議論の余地がない定説である。X線検査を理由にした妊娠中絶は何とかして防がなくてはならない。旧著は当時としては穏健な方だったと思うが、それでも「X線検査で奇形児が生まれる」キャンペーンに参加した責任は免れない。わたくしは、反省の気持を込めて、かなり前からその防止に努力しているが、効果が上がっているのかどうか、はっきり見えないのが残念である。

本書を執筆するに当たっては多数の方々のお世話になった。

特に放射線医学総合研究所(以下放医研と略称)の方々には、もう亡くなられた方、退職された方、現職で頑張っておられる方を問わず、また、研究者、技術者、事務職の人とを問わず、いろいろな方々から永年にわたって種々なことを教えていただいた。ここでは、原稿に目を通していただいた明石真言、阿部史朗、飯沼武、内山正史、遠藤真広、巽紘一、土居雅広、中島敏行、西澤かな枝、福田信男、松本徹の諸氏のお名前を挙げる(アイウエオ順)にとどめるが、この研究所に勤務するという縁がなかったら、本書は書けなかったであろう。

光栄なことに、加藤和明(元文部省高エネルギー物理学研究所教授)、菊地透(自治医科大学RIセンター・医療放射線防護連絡協議会総務理事)、古賀佑彦(前藤田学園保健衛生大学教授・医療放射線防護連絡協議会会長)、田ノ岡宏(前国立がんセンター研究所放射線研究部長)、丹羽太貫(京都大学放射線生物研究センター教授)、細田裕(元放射線影響研究所臨床研究部長)の諸先生(アイウエオ順)も原稿に目を通してくださったし、菅原努先生(財団法人体質研究会理事長)、安井明先生(東北大学加齢医学研究所教授)は、関連部分をチェックしてくださった。

とはいえ本書の責任はすべてわたくしにある。放医研に勤務したことが本書を生んだ機縁になったといったが、本書が放医研の公式見解でないのはいうまでもない。原稿を読んでくださった先生方も、専門家として大きな部分では知識体系を共有していても、それぞれ少しずつ違ったご自分のご意見をおもちで、その差を踏まえた上で原稿を読んでくださったはずである。そういうわけで本書の責任はあくまでわたくしにある。

このほか、原稿全部を通して読んでご意見をくださった方は、飯澤郁郎氏(元日立メディコ)と堀田長先生である。飯澤氏は辛口の知識人として、また堀田先生は中学・高校時代に国語を教わった先生として、書式や言葉遣いでいくつか厳しいご指摘をくださったが「そこは編集者がカバーしてくれるから」と言い逃れをして落第だけは免れた。その頼りの編集者、山田まり氏にはご苦労をおかけした。彼女なしに本書が日の目を見ることはなかったであろう。

# 目次

目次

# 第一章　放射線とはなにか

## 1　初めて発見された放射線の正体は電子であった

一九世紀の中頃、ドイツのガラス吹き職人、ガイスラーは真空ポンプを発明し、それを用いて真空管をつくった。ガラス管内に陰陽一対の電極を設け、管内の空気を真空ポンプで抜いて電極間に高電圧をかける。すると、両極の間に放電が起こり、管内はまばゆいばかりに発光する。いまではこの現象は真空放電と呼ばれ(真空とはいっても、まだごく少量の気体が入っている状態なので気体放電ともいう)、中の気体の種類を変えるとさまざまな色を出すので、ネオンサインに利用されている。中の気体に紫外線を出すものを選び管壁に蛍光体を塗ったものが蛍光灯である。

### 真空放電―ネオンサインと蛍光灯の原理

一九世紀後半には、真空放電では、目に見えない何かが陰極からでているものと考えられ、一八七六年、ゴールドシュタインは、この「目に見えない何か」を、陰極から発生する光(Strahlen)という意味で、陰極光(Kathodenstrahlen)と呼んだ。当時の日本語では「カトーデンストラーレン」とか「カトード輻射線」といっていたが、現在は陰極線という。

陰極線は、その後一八九二年、薄いアルミ箔を通り抜けることが発見され、陰極線を外へ取り出すために、薄いアルミニウムの小さな窓をつけた真空管がつくられた。陰極線は、真空管の窓からでて空気中を数センチ走り、ぼけてはけ状に広がる。この線は写真乾板を感光させるし、また、ふだんは電気を通さないはずの空気の性質を変えて電気を導くようにする。

アルミニウムなどを壊さずに透過する、空気を電導性にする、などは現在いう「放射線」の重要な性質である。こうして陰極線は、初めて発見された放射線となった。

## 陰極線粒子はあらゆる物質に含まれている

真空放電では真空管の中を電流が流れる。その電気を運ぶのは陰極線らしい。一八九七年、イギリスのＪ・Ｊ・トムソンは、陰極線は電気をもった粒子の流れであろうと考え、陰極線の性質を追求した。

トムソンは放電管の気体をいろいろ取り替え、また陰極の材料として鉄、アルミニウム、白金の三種類を使ってみたが、いずれの場合にも陰極線粒子の質量と電気量の比はほとんど同じであった。こうしたことからトムソンは、この陰極線粒子はすべての原子に含まれる原子の構成要素であると考え、コーパッスル（corpuscle、ラテン語で「小さな体」の意）という名をつけた。

コーパッスルはほかにもあった。金属を加熱すると金属の表面からマイナスの電荷をもった粒子がでてくるが、これも陰極線粒子と同じである。この現象は現在では熱電子発生と呼ばれて、テレビのブラウン管などに利用されている。また金属に紫外線や可視光線を当てるとマイナスの電荷をもった粒子がでてくるが、これまた陰極線粒子と同じである。これは現在、光電効果と呼ばれて、テレビカメラやデジタルカメラなどに利用されている。

一九〇〇年には、コーパッスルが荷なっている陰電気の量は、電気分解の際に現われる水素イオンと、陰陽は逆ではあるが、数値的に等しいことが証明された。これで陰極線粒子は電気素量(電気の量の最小単位)をもつ粒子、つまり電子となった。

## 2　二番目に発見された放射線、X線は光であった

### X線の発見

二番目に発見された放射線はX線である。

一八九五年真空放電の実験をしていたレントゲンは、放電のたびに二メートルも離れたところにあった蛍光物質が光ることに気づいた。彼はこの放電管からでて蛍光物質を光らせる「目に見えない何か」を新種の光と考え、X光(X-Strahlen)と名づけた。

「光」とした理由は、新種の光と可視光線は「どちらも影をつくる点、蛍光作用や化学作用をもつ点が似ている」からだという。新種だとしたのは、レントゲンの実験では、(a)空気から水などに入射する際、屈折が起こらない、(b)反射も起こらない、(c)普通の方法では偏光させられない、(d)X線の吸収はその物体の密度以外の性質にはほとんど影響されない、といった点が赤外線、可視光線、紫外線とは違うし、透過力の点で陰極線とも違うからである。

注　レントゲンが見つけられなかったX線の反射と屈折について。現在では、特殊な鏡を使って反射させたX線を利用することがおこなわれているし、屈折についても現在では、X線が骨などの縁でよく屈折することを利用してシャープなX線写真が撮影されている。

X-Strahlen の日本語としては当初さまざまな語が使われた。X光線、X放射線、X放散線、レントゲン氏光線、レントゲン輻射線、レントゲン放線、レントゲン線などである。現在はX線に落ち着いている。

**レントゲンが考えたX線の正体**

X線の「新しさ」の正体についてレントゲンは次のように書いている。

「さて、かなり前から知られているように、エーテル中では横方向の振動の光以外に縦方向の振動もありうる。それどころか、多くの物理学者の考えでは必ず存在する。もちろんその存在はこれまでのところ、実証されたわけではないし、その性質が実験的に調べられているわけではない。するとこの新種の光は、エーテル中の縦方向の振動とは考えられないだろうか」

「エーテル中の縦方向の振動」とはなにか。話は三〇年ほどさかのぼる。

**電磁波というもの**

一八六四年、イギリスのマクスウェルは、電磁波というものがあるといいだした。一八八八年にいたり、ドイツのヘルツが初めて発生させ、また受信して見せた電波は電磁波であった。また、赤外線も可視光線も紫外線も電磁波であった。

マクスウェルの理論によると、電磁波は、電界の波と磁界の波が進行方向に対して横に振動するから、横波である。レントゲンがX線は縦波（粗密波ともいう）という予想を述べたのは、電磁波とX線の違いということを意識していたからであろう。

ところで、波が走るには水がいる。音は空気中を走る。それなら電磁波はどこを走るのであろう。一九世紀末から二〇世紀初めの物理学者たちは、レントゲンも含め、電磁波を走らせる媒質があるはずだと考え、その仮想の媒質をエーテルと呼んでいた。現在ではそのようなものは存在せず、空間そのものが電磁波を伝えると考えられている。

**光線の波長を測る**

波は一般に、細いスリットを通すと障害物の後方にもまわりこむ、という性質をもっている。これを回折というが、スリットが複数あると、それらを回折してきた波が互いに重なりあって干渉を起こす。この現象から波の波長が求められる。

可視光線の波長を測るには、ガラス板の片面に多数（一㎜当たり数千本）の細い筋を等間隔に引いた回折格子というものを使う。この場合は筋と筋の間がスリットになる。回折格子を通した光をレンズを用いてスクリーンに映すと、非常に多くのスリットによる干渉が明暗の縞模様となって見える。スリットの間隔と縞模様の間隔とから波長が計算できる。

可視光線では赤橙黄緑青藍紫の順に波長が短くなり、紫よりさらに短い不可視光が紫外線、赤より波長の長い不可視光が赤外線である。

**X線は波長の短い光である**

一九一二年になって、ドイツのフォン・ラウエは、結晶にX線を当てたところ、ラウエはん点といわれるはん点の写真が得られることを発見した。結晶というのは原子が規則正しく並んだものであるから、原子でつくられた平行平面のスリットが幾組もあるようなものである。ラウエはん点は、結晶内の原子がつくる微細な回折格子によってX線が散乱され、干渉しあって生じたものである。これによって、X線が原子の大きさと同じ程度の波長をもつ電磁波であることが明らかになった。

これで結論。X線はレントゲンの論文の表題どおり新種の光であった。しかしその新しさは、レントゲンが予想したような振動方向の違いでなく、波長が短いことにあった。

## 3　放射線を出している物質がある

**蛍光とX線との関係**

X線発見のニュースが世界中をかけめぐったとき、X線の発生と放電管の蛍光との関係に注目し、普通の蛍光体からもX線と同じようなものがでているかも知れないと考えた人がいた。

フランスのアンリ・ベクレルは、強い蛍光を発するウラン鉱石を用いてこの考えを確かめた。鉱石を日光にさらして蛍光を出させ、それに黒紙で包んだ写真乾板を密着させておいて乾板が感光するかどうかを見たところ、乾板にはウラン鉱石を置いた位置に対応して感光した部分が現われ、また、蛍光体と黒紙の間に貨幣や十字形の金属板を挟むとそれが透かし模様のように写った。

しかし、まもなく、太陽光線にさらさなかったウラン鉱石でも、乾板を黒化するという事実が判明した。この際はもちろん蛍光は発生しなかったはずなので、ウランから発生してくるX線類似の光線は、蛍光や太陽光線の刺激なしに自然発生しているという結論になった。

このウランから自然発生しているX線類似の光線は、ウラン線とかベクレル線と呼ばれた。

## ベクレル線の組成―アルファ、ベータ、ガンマ線の発見

一八九九年、ベクレル線の透過力の測定をしたラザフォードは、ベクレル線に二種類のはっきり違った放射線があることを発見した。「一つは非常に吸収されやすいもので、これを便宜的にアルファ線と呼び、透過性の強いもう一つをベータ線と呼ぶことにする」

一九〇〇年、ヴィラールはラザフォードのいうベータ線を磁界にさらすと、さらに二種類の成分に分けられることを発見した。磁界によってアルファ線とは反対側に曲がるベータ線と、磁界の影響を受けない第三の成分である。ベータ線はまもなく、電荷と質量が測定されて、電子であることが確定した。陰極線もベータ線も正体は同じ電子。電子はこんなところにもあったのである。

ヴィラールは磁界に影響されない第三の放射線を、単に「透過力のきわめて強い線」といっていたが、ラザフォードは一九〇三年これにガンマ線という名をつけた。ガンマ線の正体は、X線の場合と同様、X線結晶解析法によって明らかにされた。わかってみれば、ガンマ線もX線と同じ、波長の短い光であった。

次はアルファ線であるが、その話の前に、一九一四年のことである。放射線を出している物質についての当時の研究をざっと見ておこう。

### 放射線を出している物質はたくさんある

X線類似の光線を自然発生させている物質は、まもなくウランだけでなくラジウム、トリウム等、多数発見され、こうした物質のもつ共通の能力(X線類似の光線を発生する能力)は、放射能(radio-activité、ハイフンは後年つかなくなる)と呼ばれるようになった。

放射能は、物質により速い遅いの差はあれ、いずれも時間とともに減少する。これはラザフォードが一九〇〇年、トリウムから発生する放射性の気体、トリウム・エマネーション(後に短縮されてトロンとなる)の放射能の時間的変化を測定して発見した。この放射能が半分になる時間は半減期と呼ばれるが、半減期は、核種によっては一秒にも満たない短いものから何十億年といった長いものまである。

## 4　アルファ線の正体と陽子線・中性子線

**太陽の元素ヘリウム**

ガスの炎の中に食塩をかざすと黄色い色を発する。発光方法は炎だけとは限らない。試料が気体ならば、放電管に封入して放電すると発光する。この現象は、銅だと青緑、カリウムだと紫、ネオンだと赤、といったふうに、でてくる光の色は炎の中や放電管に入れた元素で決まっているから、色を見れば元素がわかる。肉眼では識別しきれない時でも、でてきた光を細いスリットを通してプリズムで屈折すると、元素に特有なスペクトルが見られる。これは一八五九年ブンゼンとキルヒホッフが発明した方法で、スペクトル分析とか分光分析と呼ばれる。

一八六八年、ノルマン・ロッキャーはこの方法を利用して太陽に存在する元素の分析をおこなった。そして太陽のスペクトル線の中にそれまで知られていなかった一本の明るい線を発見した。このスペクトル線は太陽にしか存在しない未知の元素からでているものと考えられ、その元素は太陽のギリシア語 helios に因んでヘリウムと名づけられた。

**アルファ線はヘリウム原子であった**

アルファ線がヘリウム原子であることが確定したのもスペクトル分析によってである。

一九〇八年、ラザフォードらは次のような実験をおこなった。ラジウム・エマネーション(これはガスである)を肉厚一〇〇分の一ミリぐらいの細いガラス管に封じ、さらにそれ全体を外側から別のガラス管で包む。アルファ線は内側のガラス管の壁厚なら突き抜けられるから、外側のガラス管の内側にたまるだろう。それを確かめようというのである。

外側のガラス管には小さい放電管が連結してある。外側のガラス管内にたまったはずのアルファ線(これがヘリウムであるなら気体になっているはずである)を、水銀を使って放電管内に押し込んで放電をおこなった。するとヘリウムに特有な線を示すスペクトルが現われた。彼らは念を入れて、ヘリウムガスが内管の薄いガラスをしみ通ったのではないことを確かめるため、ヘリウムガスを内管に詰めた場合の実験もおこなった。そしてその時にはそのようなスペクトルは得られなかった。したがって、ヘリウムが外管に現われたのは、ヘリウムガスが内管の壁をしみ通ったのではなく、ヘリウムが放射線となって管壁を突き抜けたのである。つまりアルファ線は高速度のヘリウム原子であった。

**陽子線の発見**

陽子線はアルファ線を使って発見された。

ラザフォードの研究所では、アルファ粒子の飛程の測定を簡単におこなうため、検出器を順次離して測定するかわりに、アルファ線源と検出器の距離は一定にしておき、間に種々な厚さの雲母、アルミ箔などの吸収体を挿入する方法を使っていた。これらの吸収体はあらかじめ空気の厚さ何㎝に相当するかを測定してあったので、次々に厚いものにかえていって、検出器の蛍光が見えなくなった時の吸収体の示す値を読めば飛程が求められる。

この実験装置でラジウムからのアルファ粒子の飛程を測定すると約七㎝という値が得られるが、同時に約二八㎝という非常に飛程の長い粒子も少数だが必ず混じってくる。調べてみるとこの粒子は水素イオンそのものであった。ラザフォードはこの粒子が正に荷電しているところから、後にこの粒子に陽子(proton)の名を与えた。

ラザフォードはまた、はじめにはなかった水素がでてくるこの現象を説明して次のように述べている。「(空気中の)窒素原子は高速のアルファ粒子との激しい衝突による強い力で破壊され、窒素原子核の成分であった水素原子核がでてきたものであると結論できる」

これが陽子線発見の話であり、また、人工的に原子核の変換がおこなわれたことを確認した最初の報告である。

**中性子線の発見**

時代はずっと下るが、中性子線もアルファ線を使って発見された。

一九三〇年に、アルファ粒子をベリリウム(Be)に当てると、透過力の強い放射線を放出することが発見された。この放射線を、水素を豊富に含む物質(パラフィンなど)に当てると、陽子が飛び出し、また当てる物質によっては、ヘリウム(He)、リチウム(Li)、炭素(C)、窒素(N)、アルゴン(Ar)などの原子核が飛び出すこともわかった。この放射線は透過力から見ると電磁波に近いが、原子核をはね飛ばす勢いから見て、それまで発見されたことのない高エネルギーのものでなければならないことがわかった。

一九三二年にチャドウィックは、この放射線が陽子程度の質量をもち、電荷をもたない粒子であると考えると、すべての現象に適合することを示した。この放射線が中性子線である。

## 5　放射線は物質を通り抜ける

**人体を透過する**

すべての物質は原子からできている。人間の体も、もちろんそうである。これは現在では誰もがもっている常識である。しかし人間の体を、当人でさえ知らない間にいろいろなものが自由自在に通り抜けているという話になると、多くの人はついていけない。原子は太陽系のように、中心に原子核があってそのまわりを電子が回っている図は思い浮かべても、原子のなかを別の何かが走り抜けるなどとはなかなか想像できない。「隙間のない」人間の体を、もの(たとえばピストルの弾)が通り抜ければ穴があいてしまう。

しかし、隙間というのは通り抜けるものの大きさ次第である。隙間がないように見える人体も、電子の大きさから見れば、すかすかである。このことは、教科書に載っている「中心に原子核があってそのまわりを電子が回っている図」を、拡大率をそろえて書き直してみるとよくわかる。拡大率が一〇兆倍なら、水素原子は一センチほどの原子核を中心に、そこから五〇〇メートルも離れたところを一ミリ足らずの電子が一個回っている、という図になる。

上の拡大率で放射線（粒子）が人体を通り抜ける場面を想像すると、こうした原子がもっと遠い距離を置いて集まって分子をつくり……といった構造をもつまるで空虚な体を、電子で一ミリ足らず、陽子で一センチほどの放射線（粒子）が通っていくのである。現に、空から降っている宇宙線の粒子は一平方メートル当たり毎分一万個近くにもなるといわれるが、体に穴もあけずに素通りする。

だが、放射線粒子も、いつもいつも素通りできるわけではない。そういうときどうなるか。

## 電子が物質を通り抜けるとき

高速の電子（電子線、陰極線、ベータ線など場面ごとに違った名で呼ばれるがいずれも高速の電子である）が物質を通り抜ける場合はどうか。電子は電荷をもっているから、通り抜けられる側の原子の核のまわりを回っている電子や原子核と静電気力をおよぼしあうはずである。その結果は、外から飛んできた電子の通り道と原子の位置との関係から、次の四つのケースが考えられる。

第一に、原子から少し離れたところを通る分にはなにも起こらない。第二に、原子の近くを通過するときは、原子核のまわりを回っている電子の一部を原子からはじき出す。これが電離である。あるいは内側の軌道を回っていた電子を外側の軌道に移す。これは励起《れいき》といわれる。

そして外からきた電子は、励起や電離に使った分だけ自分のエネルギーが減る。

飛び込んできた電子が原子核の近くを通り過ぎる場合には、質量が圧倒的に大きい原子核の電界によって減速され、減速された分のエネルギーを電磁波として放射する。これが第三のケースで、制動放射といわれる。

第四のケースでは、飛んできた電子と原子核がお互いに力をおよぼしあうが、原子核は質量が大きいので動かず、飛んできた電子の進行方向だけが変わる。これは弾性散乱といわれる。

以上は一個の電子が一個の原子に衝突したときのようすを整理したものであるが、一個の電子が実際に物質中を通過するときは、一回の衝突で終わるわけではない。多数の原子と何回も衝突をくりかえして少しずつエネルギーを失いながらジグザグにかつ全体として前方に進み、運動エネルギーを全部失ったところで停止する。これが吸収である。その間に、第二から第四にあげた三つのイベントがいろいろな割合で重なって起こる。

電子が止まるまでに通過する物質の厚さは、電子がはじめにもっていたエネルギーによって大幅に違う。ベータ線の場合は、エネルギーの大きいものでも薄いアルミの板一枚で止まる。小さいものでは細胞一個でさえ通り抜けられない。放射線治療ではもっとずっとエネルギーが大きく、人体内奥深く入るほどの透過力をもった電子線を加速器で発生させて使っている。

### 陽子線、アルファ線が物質を通り抜けるとき

陽子やアルファ粒子は、電荷をもっている点、電子に似ているが、電子と較べると質量が圧倒的に大きいので、電子とはかなり違った動きをする。そのような粒子としては、水素の原子核である陽子、ヘリウムの原子核であるアルファ粒子と並んで、炭素の原子核や酸素の原子核、その他さまざまな原子の原子核がある。そしてこれらも高速で走れば放射線になるので、これら全部を引きくるめて、重荷電粒子線とか重イオン線とか重粒子線とかいう。

高速の重粒子は、物質を通り抜けるとき、通り道にある原子内の電子を跳ねとばしてイオンをつくりながら自分はまったく曲げられずにつき進む。その間、少しずつエネルギーを失い、速度が落ちて止まる直前になると、電離の密度は急に高くなり、組織破壊力が強くなる。

重粒子が止まるまでに通過する物質の厚さは、重粒子がはじめにもっていたエネルギーによって大幅に違うが、同一エネルギーの粒子はほぼ同じ深さに到達する。そこで、重粒子線は体外から照射しても、体内の一定の深さのところに線量を集中することができる。陽子線治療や重粒子線治療は、重粒子のこの性質を利用したもので、人体内に十数センチも入っていく透過力の強い重粒子線を加速器で発生させて使う。一方、放射性核種からでる重粒子線であるアルファ線はそれほど透過力はなく、よくいわれるように、紙一枚で止まる。

X線やガンマ線などの電磁波はこれまで波として説明してきたが、この項では粒子として説明した方がわかりやすそうである。その際、その粒子は光量子とか光子と呼ばれる。

ここで、光子のエネルギー$E$、電磁波の周波数$\nu$との間には

$$E=h\times\nu$$

という関係がある。$h$はプランク定数といわれる比例定数である。つまり周波数$\nu$の電磁波というのは、一つ一つが$h\nu$にあたる量のエネルギーをもつ光子の流れであるということになる。

まとめると、波といい粒子といっても同じ現象を別の面から見ているだけで、X線やガンマ線でいえば、波の観点からの名前が電磁波、粒子の観点からの名前が光子ということになる。そして、電磁波の周波数が少ないときには光子一個ごとのエネルギーは小さく、周波数が多いときには光子エネルギーも大きい。

## 電磁波が物質を通り抜けるとき

さて、X線やガンマ線の光子が物質を通り抜けるとき、次の過程で物質に吸収される。

第一は光電効果である。これは、光子を照射された物質が電子を放出する現象で、でてきた電子を光電子という。入射した光子はこの反応で全エネルギーを消費し自らは消滅する。光子がもっていたエネルギーは、一部は電子をはぎ取るのに使われ、残りは光電子の運動エネルギーとなる。光電効果に関与するのは診断用X線では主にK殻(一番内側の電子軌道)の電子であ

る。光電効果は次に述べるコンプトン散乱に較べれば光子のエネルギーが比較的小さいときによく起き、筋肉で二〇keV、脂肪で三〇keV、骨で四〇keVくらいを境に、それ以上のエネルギーではコンプトン散乱が主役になる。

第二はコンプトン散乱である。光子が物質中の電子に衝突してこれを跳ねとばし、自らはエネルギーと方向を変える。方向とエネルギーの変わった光子をコンプトン散乱線、跳ねとばされた電子は反跳電子という。これは光子のエネルギーが比較的大きいときによく起こる現象である。

エネルギーがさらに大きく、一・〇二MeV(メガ・エレクトロン・ボルト)以上の光子は、原子核の近くを通る際、原子核の電界の中で陰陽一対の電子をつくり、自身は消滅する。これを電子対生成という。さらにエネルギーが大きい光子が原子核に衝突すると中性子が発生する(光核反応)。炭素、酸素などの人体構成元素でこれが起きるには一五MeV以上のエネルギーが必要である。

**X線の医学利用と光電効果、コンプトン散乱**

光子が物質中を通り抜けるときには無数の原子との出会いがある。全体として見た場合、それぞれの出会い方がどの割合で起きるかは、通り道にある物質の性質と光子エネルギーによって異なる。

光電効果の起こりやすさは、被照射体を構成する原子の原子番号Zに影響され、光電効果で吸収されるエネルギーはZのほぼ四乗に比例する。そこで身体組織を実効原子番号で考えると便利なことがあり、その値は脂肪六・三、筋肉七・四、骨一一・六くらいである。コンプトン散乱は自由電子や原子との結びつきのゆるやかな電子に作用して起きるので、影響するのは被照射体の電子密度であり、その値は脂肪三・三四、筋肉三・三四、骨三・一九（$\times 10^{23}$／g）くらいである。

以上のような光電効果とコンプトン散乱の性質の違いは、医学利用の分野では重要である。X線診断には光電効果が主となるエネルギー領域の光子を用いる。たとえば骨組織は、原子番号の大きなカルシウムを含むため実効原子番号が大きく、光電効果によるX線の吸収が多い。逆に筋肉などは比較的吸収が少ない。人体のX線写真でコントラストがつく主な理由は、光電効果（によるX線の吸収）が組織によって違うためである。

一方、放射線治療では、コンプトン散乱が圧倒的に多く起きるエネルギー領域の光子を用いる。というのは、コンプトン散乱による吸収は被照射体の電子密度に関係しており、電子密度は前述のように、脂肪でも筋肉でも骨でもほとんど変わらないから、どの組織でも吸収線量をほぼ同じにできるからである。

放射線影響の観点から見ると、組織が吸収したエネルギーが同じ場合には、光電効果だろうがコンプトン散乱だろうが、大した違いにはならない。吸収された光子のエネルギーは結果として多くの高速電子を発生させ、その高速電子が通り道にある物質を電離して生物に影響をあたえるからである。

### 中性子が通り抜けるとき

中性子は電荷をもたない点、光子と共通した面がある。荷電粒子線に較べ、透過力が抜群によいことである。しかし、人体組織をつくっている原子との作用の面では光子とは基本的に異なる。高エネルギーの光子は、前項に述べたように、通路にある原子の核のまわりを回っている電子に作用するのに対し、高速の中性子は通路にある原子の原子核と互いに作用しあう。高速中性子と原子核との相互作用については、人体内では次の二つが重要である。

エネルギーが中程度の高速中性子は、人体に入射されると、人体を構成している原子の原子核と衝突して運動エネルギーの一部を原子核に与え、自分自身は方向を変えて残ったエネルギーでさらに飛び続ける。こうしてエネルギーがなくなるまで何遍も衝突をくりかえす。エネルギーを与えられる相手方の原子核は、人体の場合、水素であることが多い。なぜなら、人体内では水素が一番多いし、水素は中性子にぶつかられやすい(衝突断面積が大きい)し、中性子は水素の原子核(陽子)と質量がほぼ等しいためエネルギーを移しやすいからである。エネルギーをもらった水素原子の側はどうなるか。原子核が高速で動き出し(これは陽子線である)、通り道にある原子を励起したり電離したりしながら、エネルギーを失っていく。

中性子のエネルギーがずんと大きくなると、中性子は、たとえば炭素の原子核と作用して三個のアルファ粒子を発生させたり、酸素の原子核と作用してアルファ粒子を四個発生させたりするようになる。このアルファ粒子が近くの原子を励起したり電離したりする。

## 6　放射線を分類する

**放射線の正体による分類**

最初に発見された放射線、陰極線の正体は電子であった。二番目のX線は光子であった。三番目のアルファ線はヘリウムの原子核、次の陽子線は水素の原子核であった。陽子はまた、中性子線の正体である中性子といろいろな組み合わせで結びついて種々な原子核をつくっている。そしてそれらの原子核もすべて放射線となる。現に、放医研でおこなわれている重粒子線治療では、炭素の原子核を放射線にしてがんの治療に使い、よい成績をあげている。

こう見てくると、放射線とか物質といってもその正体はまったく同じで、違いは、物質の方は粒子が互いに結びついて秩序だった集団をつくっているのに対し、放射線の方は粒子が単独で走っているだけのことであることがわかる。この点を考えると、放射線の分類も粒子の分類にしたがって、電子線、光子線、ヘリウム線などと呼ぶ方が合理的であろう。現実にも、陰極線、アルファ線、ベータ線など手探りの時代に名づけられたものは別として、その後の命名は陽子線、中性子線、重イオン線、パイ中間子線など、いずれも粒子の分類にしたがっている。

これら多数の放射線を大別して、(1)電磁波=光子線(電波、赤外線、可視光線、紫外線、X線、ガンマ線など)、(2)荷電粒子線(電子線、重粒子線など)、(3)中性子線など、とするのもなかなか便利で、この分類は本書でもしばしば使う。

**生まれの違いによる分類**　物質構成成分が放射線になるには、走るためのエネルギーをどこからか得なければならない。そのエネルギーをどこから得たかに強い関心を向けた分類もある。自然放射線、人工放射線という分け方はその一つである。宇宙線というのもそうで、この場合は対になる言葉は耳慣れないであろうが、地球起源の放射線とか地殻放射線とかいったりする。

「放射線」という日本語自体も、調べてみると「生まれ」を強く意識した語であるらしく、たとえば広辞苑(第五版)の説明は、次のようになっている。

**放射線**　①放射性元素の崩壊に伴って放出される粒子線または電磁波。アルファ線・ベータ線・ガンマ線の三種をいうが、それらと同じ程度のエネルギーをもつ粒子線・宇宙線も含める。アルファ線はヘリウムの原子核、ベータ線は電子または陽電子から成る粒子線、ガンマ線は非常に波長が短い電磁波。いずれも気体を電離し、写真作用・蛍光作用を示す。

一八九六年ベクレルにより、ウラン化合物から発見された。②広義には種々の粒子線および電磁波の総称。

つまり、「放射線」という語の中心にあるのは、放射線になるためのエネルギーを「放射性元素の崩壊」から得た粒子線および電磁波なのである。そして、その周辺に「それらと同じ程度のエネルギーをもつ粒子線・宇宙線」(エネルギーを「放射性元素の崩壊」から得たかどうかは問わない)が配置され、さらにその外側に「種々の粒子線および電磁波」(エネルギーの程度も問わない)がある、という構造になっている。

**電離能力の有無による分類**

それぞれの分類にはそれぞれの理念があり使い方がある。が、生まれの違いによる分類は「健康に対する影響を考える」のにはなじまない。一〇〇メートル競走の選手を選ぶのに、家柄や出身地で判断するようなものだからである。この場合に必要なのは「走る速さ」による分類であり、「健康に影響を与える能力」による分類である。この点から見て注目すべきは放射線の電離能力である。

電離(英語の直訳で「イオン化」ともいう)では、何らかの原因で原子や分子から電子がはぎ取られ、陰陽一対のイオンができる。陰イオンははぎ取られた電子(が他の原子や分子に結びついたもの)であり、陽イオンは残った原子や分子である。放射線が生物に影響を与える一番最初のイベントは、生体をつくっている分子を電離することで、あらゆる生物影響はそこから出発する。電離は放射線の生物影響を考えるのに最も基本的な手がかりなのである。

**電離放射線というもの**

ところで、放射線が通過した物質に電離が起きるには、その放射線粒子の一個一個が電子をはぎ取るだけのエネルギーをもっている必要がある。そういうエネルギーをもったものは、電磁波の中にもあるし、荷電粒子の中にも、中性子にもあり、それらを総称して電離放射線(イオン化放射線)という。

電磁波では、波長が短ければ短いほど光子一個当たりのエネルギーは大きくなり、紫外線より波長の短いものは電離能力をもつ。しかし、放射線生物学者の間では一応の合意があって、紫外線は電離能力をもち、がんや白内障をつくるにもかかわらず、電離放射線に入れないのが普通である。

荷電粒子と中性子では、飛ぶスピードが速ければ速いほどエネルギーが大きくなるが、前節で述べたような機構で電離をするので、電離放射線である。

**原子放射線**

聞き慣れない言葉に、原子放射線というのがある。世界中が核実験の危機におびやかされたとき、国連は「原子放射線(atomic radiation)の影響に関する情報を調整するための科学委員会」をつくった。だから原子放射線というのは原子爆弾の爆発やフォールアウトに伴う放射線(第三章3節)をいうのであろう。しかし、原子放射線という枠組みのなかで放射線の健康影響を考えるのは難しかったらしく、この科学委員会の報告書で取り扱っているのは、自然放射線も医療用のX線も含めた「電離放射線」であった(第五章1節参照)。

いままでの話を整理すると、放射線とか物質といっても「もの」はまったく同じ、違いは、物質の方は粒子が互いに結びついて秩序だった集団をつくっているのに対し、放射線の方は粒子が単独で走っているだけのことである。

さまざまな種類のある放射線であるが、健康影響から見て重要なのは「物質を透過するとき物質に電離(イオン化)を起こす」という性質である。この性質をもつ放射線を電離放射線という。

本書で論ずる「放射線の健康影響」は、正確には「電離放射線による健康影響」である。電離放射線を正体別に見たら、わたくしたちの日常生活や原子力・放射線事故で問題になるのは、波長が非常に短い電磁波と、エネルギーの高い荷電粒子と中性子である。

電離放射線を「生まれの違い」別に見たらどうか。電離放射線は、自然放射線、人工放射線のどちらにもある。宇宙線、地球起源の放射線のどちらにもある。放射線になるためのエネルギーを「放射性元素の崩壊」から得たものにも、加速器から得たものにも、放電管から得たものにもある。だから、生まれの違いを内包している日本語の「放射線」という言葉を無意識に使って健康影響を議論してもなかなかうまくいかない。

健康影響を考えるときは漠然と「放射線」を思い浮かべるのではなく「電離放射線」あるいは「イオン化放射線」と意識して考えるようにするといいと思う。

# 第二章　放射線の量を測る

## 1　X線治療医の悩み

**放射線の量(dose)**

放射線の強さは、レントゲンもキュリーもラザフォードも測っていた。しかし、物理学者たちの間にX線の強さの単位を決めようという動きは起きなかった。

一方、X線治療に取り組んでいた医師たちは、X線の量を知る必要性に迫られていた。どの量ならばがんが治るのか、どの量ならば皮膚に傷害がでるのか、つまり照射された側の反応の指標となる量である。X線を治療に用いていた人たちは、このような意味の放射線の量をdoseといった。doseというのは、本来、薬の用量のことである。

初期のX線の単位やその単位に適う測定法はそうした医師の要望にこたえる形で発展した。

**手探りの治療**

がんのX線治療で世界最初の成功例といわれる、一八九九年に治療されたスウェーデンのステンベックの症例では、鼻のところにできた皮膚がんに毎日一〇―二〇分間、レントゲンランプを患部から一五―二〇㎝離して中等度の強さのレントゲン線を照射し、照射終了は患者の皮膚に起きた反応を見て決めている。

このやり方でどうにかうまく治ったのは、当時のX線管がそれほど強力でなく一日に一〇―

二〇分という手ごろな時間でほどほどの線量を照射できたことと、X線のエネルギーがかなり低くX線のほとんどは皮膚で吸収されたためであろう。

しかしX線装置が強力になってくると、このやり方では思わぬX線障害を引き起こすことがある。というのは皮膚の影響は数日から数週間遅れで目に見えるようになるからである。

これに対処しようとして発展してきたのは、経験的に絶対安全な、したがって治すには不充分な量(この場合の量はX線管を流れる電流と、照射時間から推測する)を一日あるいは数日間で照射し、その後数日から数週間は遅れてでてくる影響を観察し、安全と見極めがついたら、また同じ手順をくりかえすという方法である。これで安全性は格段に向上したが、暗闇の中を手探りで歩くのと同じであることには変わりない。

どの「量」でがんが治り、どの「量」で障害がでるのか、それを知るにはX線の量を表わせる単位が要る。当時の医師たちはそれを求めて悪戦苦闘した。

**種々なX線量測定法**

ウィーンの放射線医、ホルツクネヒトは、一九〇二年、最初のX線測定器をつくった。この測定器はChromoradiometerと呼ばれ、KCl(塩化カリウム)と$Na_2CO_3$(炭酸ナトリウム)の混合物がX線照射により変色する効果を利用したものであった。一九一〇年に売り出された改良型は、十数年の間、広い範囲で使われた。この測定のための単位は全く任意に定められ、Hと記された。三Hで軽い皮膚紅斑が見られ、この線量を皮膚紅斑線量といった。

キエンベックのQuantimeterはX線の写真作用を利用したもので、感光紙にX線を照射しその黒化度を標準色と比較して判定する。単位はXで表わされ、標準色は白から黒までの濃度を一〇等分してあり、それぞれが一Xに相当するとされた。これは写真のことを知っている人ならすぐわかるように、一に近い方と一〇に近い方が寸詰まりになった変な単位である。

一九〇八年にはヴィラードが「一cc（現在の一ml）の空気に一静電単位の電離を起こすX線の量を単位とする」という現在とほとんど同じ考えを出しているが、それを実行する測定器はつくられなかった。

**空気の電離を指標にしたX線量の測定**

空気の電離を指標にした測定法は一九一四年ジラードらが改めて取り上げ、Iontoquontimeterと呼ばれる測定器をつくった。これは、電離箱と検電器から成り立っていて、電離箱にX線を照射すると、中の空気がイオン化され、その量を検電器で測る仕組みのものである。しかしX線を入射する窓で発生する二次線を考慮していなかったので何を測っているのかがわからない状態になった。

**エルランゲンの悲劇**

X線治療の理想、つまり、どの「量」でがんが治り、どの「量」でどの組織にどんな障害がでるのかを知った上で、がんの部分にはがんが治る「量」を照射し、がん以外の部分には障害がでる「量」未満しか照射しない、という理想を高々と掲げたX線治療は、一九一六年頃ドイツのエルランゲン大学の婦人科の人たちが始めた。

彼らは、まず「殺がん」に必要な「量」を求めた。皮膚傷害のでる「量」を基準にし、これを一〇〇％とする。そうすると、彼らの主目標であった子宮がんの殺がん量は九〇―一二〇％であった。また治療の際やむなくＸ線がかかってしまう組織に腸と筋肉があるが、それらに障害の起こる「量」は腸で一三五％、筋肉で一八〇％とされた。

彼らは、これらのデータと、もう一つ別に用意したＸ線の深部線量率をもとに、腸障害、筋障害を起こさずにがんに殺がん量を投入する計画を立てた。その計画で、どの量のＸ線をどの方向から照射したらよいかを決め、それにしたがって照射をおこなった。

これは、現在の最先端の放射線治療と全く同じ考え方でおこなわれた画期的な方法である。しかし結果は無惨であった。大勢の患者にはなはだしい副作用がでて、腸障害などに苦しみながら亡くなった。

なぜか。彼らが頼りにした Quantimeter や Iontoquontimeter が、前述のように、彼らがほんとうに知りたかった肝腎の「量」を表わしていなかったことにある。一九二〇年発行の分厚いモノグラフに残された、膨大な研究と多数の患者の障害の記録を見ると、胸に迫るものがある。

## 2　国際放射線単位委員会

ヴィラードの定義通りの測定が可能な電離箱は、一九二三年になってデュアンが、壁からの二次線の影響を除外するために〝自由空気〟型の電離箱をつくったことによって完成された。この単位はRと表記され、roentgen と呼ばれて、ドイツ・レントゲン学会公認となった。

**ドイツのRとフランスのR**

他方、フランスでは、一九二一年、ソロモンがラジウムからのガンマ線と比較する方法を考案した。ラジウムはアルファ、ベータ、ガンマ三種類の放射線を出すが、当時ラジウム治療といわれてがんの治療に大きな成果を上げていた技術では、ラジウムを白金の管(壁厚〇・五㎜)に詰めてガンマ線だけがでてくるようにしていた。そのこともあってソロモンは、一gのラジウムに厚さ〇・五㎜の白金の濾過板をつけ、これから二㎝離れた所で一秒間に発生する空気の電離を基準に、これと同じ量の電離を引き起こすX線の量を単位とした。これもRと表記され、roentgen と呼ばれて、フランス科学アカデミー公認となっていた。

**単位rの成立**

混乱を収拾するため、一九二五年第一回の国際放射線医学会議(ICR)がロンドンで開かれた際、X線の単位をどう定めたらよいかを検討する委員会がつくられた。

このときは結論がでなかったが、一九二八年ストックホルムでの第二回ＩＣＲで、ドイツ案にほぼ等しい定義の国際統一単位が設定された。この単位はそれまでのドイツＲ、フランスＲなどとの混同をさけるために小文字のｒで表記し、roentgen と呼ばれた。

念のためにこのときのｒ単位の定義を書いておこう。「二次電子を完全に利用し、かつ電離槽の壁の影響がない状態で、摂氏〇度、七六㎝水銀柱圧の空気一 cc 中に、飽和電流として一静電単位の電荷が測定できるような電導性を生じさせるＸ線の量」

この委員会は、International X-ray Unit Committee（国際Ｘ線単位委員会）と呼ばれ、その後現在にいたるも、放射線関係の単位や測定に関する指針や勧告を出すという役割を果たしている。もっとも名前は、現在、International Commission on Radiation Units and Measurements（ＩＣＲＵ）に変わって、日本語では国際放射線単位・測定に関する委員会と訳されたり、国際放射線単位委員会といわれたりする。

ところで単位ｒは、三十数年後の一九六二年、内容はそのままに表記法が小文字のｒから大文字のＲへとふたたび変えられた。それは人名由来の単位は大文字でという大原則にしたがったもので、もはやフランスＲ、ドイツＲなどとの混同の心配もなくなったからである。が、表記はともかく、その時、レントゲンの地位も激変した。それについては本章4節で話そう。

## 3　放射能の単位

ラジウムが元素として公認されるとまもなくラジウムの量は㎎で表わされること
になった。ラジウムが化学物質である以上、その量を㎎で測るのは当然である。

**ラジウムの量を測る**

しかしラジウムの質量を直接測定するのは煩雑で、それよりは、ラジウムの放射能を測って、ある標準の質量のラジウムと比較するのが簡便である。そこで、一九一〇年、放射線および電気に関する会議は国際標準ラジウムを指定することにし、一九一二年にM・キュリーがつくったガラス管入りの二一・九九㎎の無水臭化ラジウムが、国際標準としてパリ近郊にある国際度量衡局に保管された。

**単位Ciの誕生と成長**

ラドンの場合はどうか。前記一九一〇年の会議では、一gのラジウムと平衡状態にある量を単位にすることとし、これを一キュリーとした。なおキュリーの表記は、はじめ小文字のcであったが、一九六〇年、rがRと表記されるようになったのと同じ理由で、Ciと記されることになる。

ラドンだけに使う単位として出発したキュリーであるが、その他の放射性核種にも使いたいという要望が強く、一九三〇年の国際ラジウム標準委員会はキュリーの使える範囲をポロニウムなどラジウムの子孫の核種にまで拡大した。その折の定義では、一秒間に放射される放射線(アルファ線)の数で放射能を表わし、その数が一gのラジウムと同じ時、その放射能を一キュリーとした。これはいかにも放射能の定義にふさわしい。この定義を実際に使うために、一gのラジウムが単位時間内に放射するアルファ粒子の数を国際的に決める必要性が生じ、同委員会はその数を、一秒当たり3.7×$10^{10}$個とした。

その後何年も経たないうちに、サイクロトロンを使って多種類の放射線核種が生産される時代になった。その時代「放射能とは放射線を出す能力」という考え方にからんだ混乱が生じた。人工放射性核種の多くはアルファ線を出さない。でるのはベータ線やガンマ線である。そこである人たちは、ごく当然のように一秒当たり3.7×$10^{10}$個のベータ線放出をもって、一キュリーとした。またある人たちは、ガンマ線を測定して、一キュリーのラドンと同じ測定器の読みを示す量を一キュリーとした。これらはそれぞれの意味で放射線を出す能力を測っているのではあるが、現在の定義から何倍もはずれた量を指していた可能性がある。こうした混乱は一九四〇年代末頃になって多数の放射性核種の壊変様式が明らかにされ、あるいは標準線源が用意されるようになるまで続いた。

注　原子が放射線を出して別の核種に変わるのを壊変とか崩壊という。壊変の起こりやすさ(前に説明した半減期)や壊変するときに出す放射線の種類(アルファ線・ベータ線など)、エネルギーなどは核種によって決まっているので、それを壊変様式という。

さいわいなことにラジウムなどでは、アルファ線を一個放出するごとに原子が一個壊変する。そこで、一九五〇年のICRUでは、アルファ線を出さない放射性核種にもキュリー単位を使えるようにするため、一九三〇年の定義を変え、一秒当たり$3.7\times10^{10}$個の壊変を一キュリーと決めた。これまで放射能を説明して「放射線を出す能力」としてきたが、現在ではその能力は一秒間に起きる原子核壊変の数で表現されている。

### SI単位への組み込み

他方、一八七五年のメートル条約締結以来の国際機関である国際度量衡総会は、一九六〇年、あらゆる分野において広く世界的に使用される単位系として国際単位系（SI）を採択し、そこに、電離放射線も加えた。放射能の単位も当然その一つになった。SI単位では、放射能は、一秒間に原子核が何個壊変するかで測られる。一秒当たりいくつというのは、周波数の単位となったヘルツと同じ次元（$s^{-1}$）であるが、放射能の方には特別名称としてベクレル（Bq）が与えられ、直感的にわかりやすくなっている。つまり、原子核が毎秒一個の割合で崩壊するときの放射能が一ベクレルである。逆に、一キュリーは$3.7\times10^{10}$ベクレル、いいかえれば三七GBq（ギガベクレル）である。

### 実感としてのベクレル

SI単位というと難しげではあるが、一mなら背丈の半分よりちょっと長い、一s（秒）なら脈拍一つ、一kgなら牛乳パック入りの水の重さ、といった実感との結

表 2-1　基本単位の前につく倍数を示す記号

| 倍数 | 接頭語 | | 記号 | 倍数 | 接頭語 | | 記号 |
|---|---|---|---|---|---|---|---|
| $10^1$ | deca | デカ | da | $10^{-1}$ | deci | デシ | d |
| $10^2$ | hecto | ヘクト | h | $10^{-2}$ | centi | センチ | c |
| $10^3$ | kilo | キロ | k | $10^{-3}$ | milli | ミリ | m |
| $10^6$ | mega | メガ | M | $10^{-6}$ | micro | マイクロ | μ |
| $10^9$ | giga | ギガ | G | $10^{-9}$ | nano | ナノ | n |
| $10^{12}$ | tera | テラ | T | $10^{-12}$ | pico | ピコ | p |
| $10^{15}$ | peta | ペタ | P | $10^{-15}$ | femto | フェムト | f |
| $10^{18}$ | exa | エクサ | E | $10^{-18}$ | atto | アト | a |

びつきがある。その点ベクレルはどうなのであろうか。

わたくしは、わたくし自身が体内にもっているカリウムの放射能が大体三五〇〇ベクレルなので、強そうな人を見ると「この人は一万ベクレルを超えているかな」などと値踏みをしている。くわしくは第三章「体の中の放射能」の節(4節)に譲るが、生物が生きていく上でなくてはならないカリウムは放射性の元素で、人間では大体筋肉の量に比例して体内に存在しているからである。

日常感覚では特に放射性とも思えない普通の人間が何千ベクレルもの放射能をもっているという数字になるのは、単位が日常感覚に較べて小さすぎるからである。一万ベクレルは、キュリーでいえば三・七分の一マイクロキュリー(μCi)つまり一〇〇万分の一キュリーに満たない。

放射線・放射能の議論では、桁違いに大きな数字、小さな数字が入り乱れて飛び交う。基本単位の前に倍数を示す記号がつくので、その記号にはぜひ注意してほしい(表2-1参考)。

## 4　吸収エネルギーを指標に

**ラジウム治療における dose**

ラジウムからのガンマ線ががんの治療で絶大な効果を上げていたと述べた（本章2節）が、その場合どうやって dose を決めていたのか。パリのラジウム研究所で一九二〇年代におこなわれていた子宮がんの治療法で見てみよう。まず子宮の中にゴムのチューブを差し込み、チューブの中に子宮腔いっぱいの長さまでラジウム管を入れる。ラジウム管というのは白金製の管の中にラジウムを詰めたものである。他方、膣内にはバネで連ねた円柱状のコルク二本を入れ、バネを広げてコルクを子宮の外のがん組織に近づけられるようにしてある。コルクの中にはラジウム管が一本ずつ入っている。ラジウムの量は、子宮腔内の分が合計三三・三㎎、コルクの中のラジウム管は一本当たり一三・三三㎎である。この状態で連続五日間照射する。

注　白金の管の壁厚は〇・五㎜に決めてある。この白金でラジウムからでてくるアルファ線・ベータ線を遮り、ガンマ線だけを利用する。（本章2節「ドイツのRとフランスのR」参照。）

この治療でどのくらい治ったか。当時パリで手術の優位を主張して頑張っていた人の成績と較べてみると、Ⅰ期（七九％―四〇％）、Ⅱ期（四一％―二二％）、Ⅲ期（二七％―手術できず）、

Ⅳ期(二一%—手術できず)(括弧内の数字は先がラジウム、後ろが手術の五年治癒率)である。また治療による死亡率はラジウム二%、手術一九%であった。つまり、五年治癒率でも、適用範囲の広さでも、致死率の低さでもラジウム治療の方が圧倒的に優れていた。

こうした治療では、放射線の量は、使ったラジウムの質量mgに使用時間hrを掛けたmg・hrで表示していた。上述の例では、子宮腔内の分で約四〇〇〇mg・hr、膣内の分で約三二〇〇mg・hrである。

しかしmg・hrと治療効果の間に比例関係はない。このことは彼らも十分心得ていて、次のように述べている。「mg・hrとラジウムから放射される線量は正しく比例するが、放射された線量のごく一部が治療部分へ届くのであり、そのまたごく一部が吸収されて治療効果を現わすのである」。ここでも放射線の効果を表わせる「量」の単位が切望されていた。

一九三〇年代にはラジウムのガンマ線もレントゲン単位で測れるようになって放射線治療医の希望が叶えられたかに見えた。が、doseの問題にはまだ先があった。

## 高エネルギーX線、ラジウムガンマ線の「量」

X線治療で体内の深いところのがんを治そうとすると、エネルギーの高い光子を使った方が有利である。透過力がよくなるから深いところまでたくさん入っていくし、光電効果よりコンプトン散乱が圧倒的に多く起きるエネルギー領域(五〇〇keV以上)になるというのも利点である。コンプトン散乱による吸収は吸収体の原子番号に影響されないから、軟部組織でも骨組織でも吸収される線量をほぼ均しくできるのが一つ。またエネルギーが高くなると前方へでるコンプトン散乱が増えて後ろへの散乱が減るから、結果として皮膚の線量が減り、照射できる線量の上限を事実上決めていた皮膚傷害が少なくなることがもう一つ、横への散乱も減るから病巣へシャープに線量を集中できることがさらにもう一つである。

エルランゲン法のときのX線は一六五kV(平均エネルギーとして六〇keVくらいか)であったが、ラジウムの出すガンマ線はそれよりずっとエネルギーが高く、平均約八二五keVである。そこでラジウムのガンマ線をX線と同じように体外遠くから照射すれば治療効果が上がる。この方法はテレラジウムと呼ばれた。なお後年、テレコバルトという多くの施設で使われた治療法では、放射線源にコバルト60(平均エネルギー一・二五MeV)を用いていた。

X線でも加速電圧を高くすると高エネルギーのX線が得られる。一九三〇年代にはさまざまな原理の高エネルギーX線治療装置がつくられた。いずれも一—三MVのX線を発生させるもので、なかでもバンデグラーフの装置と共振変圧器型加速器は、何十台と使われた。

高エネルギー放射線の時代になると、レントゲン単位で表わした数字と、放射線影響の大元である組織が吸収するエネルギーが大幅に違うことに注意が向いてくる。たとえばイギリスの医学物理学者スパイヤーズは一九四三年、一レントゲン照射したとき、光子のエネルギーの違いが被照射物質の吸収エネルギー(単位質量当たり)にどう影響するかを調べて、次のような数字を出している。五〇keVの光子では、空気八三・八、筋肉八九・八、骨六一一。八二五keVの光子では、空気八三・八、筋肉九四・七、骨一五七(単位はいずれもエルグ／g)。つまりレントゲン単位で同じ量を照射しても、照射される物体の化学的組成が空気と違っていると、照射される光子のエネルギーによって被照射物質が吸収するエネルギーは、何倍も違ってしまう場合も生じる。

注　eV：エネルギーの単位。電子ボルトとかエレクトロンボルトと読む。真空中で、一Vの電位差を横ぎることによって電子の得る運動エネルギー。メガやキロがつくとMeV、keVとなる。
kV、MV、kVp：X線発生装置にかけた電圧をキロボルトやメガボルトで表わしたもの。pがつくのは電源電圧が脈動している場合のピーク電圧。X線エネルギーのおよそのめどを示すときによく使われるが、この際発生するX線のエネルギーはあるかなり広い範囲に分布したものなので、eVとの関係は単純でない。

**吸収線量**

ガンマ線、高エネルギーX線、ベータ線などのdoseをめぐって発生していたこれらの事態に対応して、ICRUは一九五三年、新たに吸収線量(absorbed dose)という尺度を設け、その単位をラド(rad)とした。吸収線量の単位として定義されたラドは、照射される物質が何であれ、その物質一gにつき一〇〇エルグのエネルギーの吸収が起こる線量である。この単位はX線、ガンマ線に限らずあらゆる種類の電離放射線の量の単位として用いられ、またあらゆる種類の被照射物質に関して使用できる(ただし、真空中では吸収が起きないから問題にならない)。一九六二年にはさらに明確に、ラドをdoseの単位とし、absorbedという形容詞を外した。

電離放射線の「量」(dose)の話は、これで一応の決着を見た。現代の放射線測定では吸収線量があらゆる線量の基本になっている。

ただし、一九六〇年、電離放射線の単位が国際単位系(SI)に組み込まれた際、一g当たりのエルグで決められていたラドが、一kg当たりのジュール(J)で表現されることになった。SI単位では、被照射物質に吸収される放射線のエネルギーが、物質一kg当たり一ジュールのときを単位とし、それを一グレイ(Gy)とした。一グレイは一〇〇ラドに相当する。というのは、一〇〇エルグは$1\times10^{-5}$ジュール、一kgは$10^3$gだからである。

## 5　放射線の種類による違いを超えて

**生物学的効果比(RBE)**

一九三一年、当時新鋭のテレラジウム装置をつくったファイララは、ラジウムの方がX線よりがんをよく治すことを数値で示そうとして、生物学的効果比(Relative Biological Effectiveness, RBE)という考え方を提出した。彼らによればRBEは同一の生物学的効果を示す比(一六五kV X線の線量/ラジウムのガンマ線の線量)で、この値が大きいほど効果の大きい放射線といえるはずであった。しかしRBEの数値でもってラジウムの方がよいことを示そうとするこの試みはうまくいかなかった。

RBEの概念が役だったのは一九三八年からカリフォルニアのバークレイではじまった中性子線によるがん治療である。エネルギーの高い中性子線（速中性子線）は、X線・ガンマ線と較べて、次の点が違う。(1)RBEが高い、(2)LETが高い（組織中での電離のつくり方が中性子では反跳陽子を介して濃い飛跡を描くのに対し、X線・ガンマ線は反跳電子を介して細く薄い飛跡を描く。この濃さの違いを数字で表わしたものをLETという）、(3)骨より普通の組織で吸収が大きい（X線・ガンマ線はこの反対）。これらの特徴から、速中性子線治療が期待されたが、この研究では大した成果は上げられず数年で中止になった。

速中性子線治療はその後、一九五九年からイギリスのハマースミス病院、一九七五年から日本の放医研で大規模な追試がはじまっている。この二つとも中性子線のLETの高さをがん治療に生かそうとしたものであったが、それほどよい結果は出せないで終わった。しかしこれらの研究で、中性子線に関するRBEのデータが大量に蓄積された。そのうちここで特に触れておきたいのは、中性子線のRBEは、中性子のエネルギーや、効果を何で見るか（発がんで見るか、皮膚傷害で見るかなど）によっても変わることである。これはあとで述べる等価線量や実効線量を決めるときに大きく影響する。

一九四二年八月、アメリカの原爆開発プロジェクトが秘密のうちに始まると、その中でも放射線障害防止のための単位の整備が急速に進められた。そこでの放射線管理では、ベータ線量の単位としてはRoentgen equivalent physical (rep)が用いられた。これは、組織一立方センチメートル当たり八三エルグの吸収がある場合を単位としている(放射線治療の分野では、これより先に、これとほとんど同じ、e.r.という単位が発表されていた)。

**レムという単位**

原子力の分野ではまた、ガンマ線と中性子線とが入り混じって発生するので、この二つをまとめて取り扱う必要がある。そこでレム(Roentgen equivalent man or mammal, rem)という単位がつくられた。レムは「生体に吸収された各種の電離放射線のそれぞれの寄与の和は、おのおのrep値にRBEを掛けてその総和をとることで得られる」と定義されているから、たとえばガンマ線と中性子線が混じっているなら、ガンマ線には一を、中性子線にはそのRBEを掛けて両者を加えることで得られる。

**単位レムとシーベルト**

一九五三年、ICRUが吸収線量の単位としてラド(rad)を採用すると、RBEは同じ効果を示すラドの比で表わされることになり、RBE線量(レム)はラドとRBEの積と定義された。基準にすべき放射線としては、一九五六年のICRUでは、二〇〇kVのX線を用いるように勧告している。一九六〇年、電離放射線の単位が国際単位系に組み込まれて、吸収線量の単位ラドがグレイに変わったのにあわせて、レムもシーベルト(Sv)に変えられた。一シーベルトは一〇〇レムに相当する。

現在、放射線防護の分野ではこのRBEに相当するものを放射線荷重係数と呼び、次のような値を使っている。X線、ガンマ線、電子線はどれも一、陽子線は一〇、中性子線はエネルギーによって違うが五—二〇の間、アルファ線は二〇である。これらの数字は、発がんを指標にしたときのRBEを基礎にして決めてある。

さらに放射線は、X線写真を撮る場合のように、体の一部にしかかからないこともある。そうした場合でも全身に浴びたときのように換算するために、放射線による発がんのしやすさ、遺伝影響の起こりやすさを各組織ごとに求め、それにもとづいて組織荷重係数というものが定められている。

**放射線防護での主役—実効線量**

そこで放射線防護関係者は、それぞれの組織ごとに、吸収線量に放射線荷重係数と組織荷重係数を掛けたものを計算し、それを全身にわたって合計したものを実効線量と呼んでいる。低線量の放射線の影響をめぐるいろいろな議論は実効線量ですることが多い。実効線量の単位もシーベルトである。なお、吸収線量に放射線荷重係数を掛けただけのものは等価線量という。ともあれこれで、いろいろな放射線が混じっていても、全体をまとめて実効線量で表わせることになった。

実効線量は、もともとが放射線の確率的影響(これについてのくわしい話は第五章でしますが、およそのところは放射線発がんで死ぬリスクのことだと考えてください)を取り扱うために定義されたもので、放射線荷重係数は放射線防護のそうした要求にあわせて決められている。

**実効線量からはみ出すもの**

しかし中性子線のRBEは、がんの発生を指標とした場合と、骨髄障害や胃腸障害、あるいはがんの治癒を指標とした場合とでは、値が大分違う。したがって、中性子線による確定的障害(確率的障害と対になっている言葉(第四章7節参照))を問題にするとき、あるいは速中性子線治療などでは実効線量は使わない。その目的に適ったRBEを掛けた線量を用いる。(一般にそのRBEは放射線荷重係数より大分小さい。)その単位もシーベルトとの混乱を避けてGyEq(グレイ当量)といったり、もっと丁寧にγGyEq(ガンマ線グレイ当量)といったりする。

**実感としてのシーベルト**

シーベルトを実感するにはその一〇〇〇分の一で考えて「人間は宇宙線や地面からの放射線を一年間に平均一ミリシーベルト浴びている」と覚えるのが第一歩である。詳しくは第三章を読んでください。

注　実効線量はシーベルトで表わす。しかし逆にシーベルトと聞いてすぐ実効線量と思うと話がおかしくなることがある。単位の名前にシーベルト(あるいはその前身のレム)を使っている線量が多種類あるからである。以下にその主なものを列挙する。

放射線防護関係の法令では、実用線量と称して一㎝線量当量、三㎜線量当量、七〇㎛線量当量というのがあり、これらは全部、シーベルト単位で表わされる。
等価線量：吸収線量に放射線荷重係数を掛けただけで、組織荷重係数を掛けていないもの。
実効線量当量：一九七七年から一九九〇年まで、現在の実効線量と同じ意味で使われた。
線量当量：一九七七年から一九九〇年まで、現在の等価線量と同じ意味で使われた。
遺伝線量、遺伝有意線量：一九五八年から一九七七年まで、放射線の遺伝影響の指標として使われた。

# 第三章　日常の放射線

## 1　放射線は大昔からどこにでもある

宇宙から地球へさまざまな「もの」がやってきている。わたくしたちの五感はそのごくごく一部を、太陽の光、月の光、星の光として、あるいは流星や隕石として知覚しているに過ぎない。目に見えるそれらの他に、光子では、電波もきているし、赤外線も、紫外線も、X線も、ガンマ線もきている。電子や各種の原子核ももちろん飛んできている。高速で飛んでくる電子や原子核となれば、これはもちろん放射線である。

**地表に降りそそぐ宇宙線**

これらの放射線のうち、地球磁場を突破して大気にまで達するのは、約九〇％(個数比)が水素の原子核(陽子)、残りがヘリウムの原子核(アルファ粒子)やもっと重い原子核である。これは一次宇宙線と呼ばれ、さまざまな経路で地表にいる人間に放射線被曝をもたらす。

地球大気に突入した宇宙線は、大気原子核(窒素、酸素、アルゴン)と相互作用して中性子、陽子、ミュー中間子(ミューオン)、パイ中間子(パイオン)、K中間子(ケイオン)を生成する。これらがまたさらに大気原子核と反応して、電子、陽電子、ガンマ線、パイ中間子、ミュー中間子、中性子、陽子、ニュートリノなどが生成され、いっせいに地表に降りそそぐ。なにやら聞き慣れない名前が並ぶが、これらはみな高速で飛んでくる放射線であって、総称して二次宇宙線という。二次宇宙線の粒子は地表で一平方メートル当たり一分間に一万個近く降っているという(理科年表一九九八)。これが音もなく、知覚されることもなく、わたくしたちの体を通り抜けている。なかには地球すら通り抜けていくものがある。

宇宙線はまた、空気中の原子に衝突して、大量の放射性核種をつくっている。空気の八〇%を占める窒素に宇宙線中性子が衝突してつくられる炭素14でいえば、その量は、毎年一・五Pベクレル(一五〇〇兆ベクレル)にもなる。その炭素14は炭酸ガスの形で世界中にばらまかれ、人体内に入って人体内部から放射線を浴びせるが、それによる年実効線量は一二マイクロシーベルトと推定されている。宇宙線はほかの核種もつくっているが、炭素14に較べればずっと少ない(UN九三)。

**宇宙線をたくさん浴びているところ**

宇宙線は一五〇〇m高くなるごとに約二倍となる。だから高地ではたくさん放射線を浴びる。また地磁気緯度が高くなるほど増えるが、それは高度ほどいちじるしくなく、北極でも赤道より約三〇%多い程度だという。

宇宙線による年間の実効線量は海面で〇・二七ミリシーベルト、世界平均で〇・三九ミリシーベルトであるが、高地に住んでいる人々ではその何倍にもなる。

いくつか例をあげると、ボリビアのラパスは人口一〇〇万、高度三九〇〇m、年実効線量二・〇二ミリシーベルト、チベットのラサは人口三〇万、高度三六〇〇m、年実効線量一・七一ミリシーベルト、エクアドルのキトーは人口一一〇〇万、高度二八四〇m、年実効線量一・一三ミリシーベルト、メキシコのメキシコ市は人口一七〇〇万、高度二二四〇m、年実効線量〇・八二ミリシーベルト、ケニアのナイロビは人口一〇〇万余、高度一六六〇m、年実効線量〇・五八ミリシーベルト、米国のデンバーは人口一〇〇万余、高度一六一〇m、年実効線量〇・五七ミリシーベルトといったあたりが有名である(UN九三A表二)。

### 飛行機に乗ったら

飛行機はもっと高いところを飛ぶから、時間当たりの線量は高地に住む人より多い。旅客機が八〇〇〇mの高さを飛ぶとすると、時間当たりの平均の線量は約二マイクロシーベルトとなる。このうち中性子による被曝は約六〇%である。一五時間の長旅をすると〇・〇三ミリシーベルトになる。年間飛行時間六〇〇時間の乗員の年実効線量は約一ミリシーベルトとなる。東京からアメリカへ飛行機で行くと、一回の飛行で〇・〇三八ミリシーベルト余分に浴びると測定されている。

高度約一万八〇〇〇mを飛ぶ超音速機では、実効線量で平均一〇―一二マイクロシーベルト/時間という(UN二〇〇〇)。乗務員が受けた年実効線量は一九七九―八三年の平均で約二・五ミリシーベルト、最大値で一五ミリシーベルトであった。乗客が受ける線量は、超音速機に乗っても亜音速機に乗ってもほぼ同じである。これは超音速機では時間当たりの線量は多いが飛行時間が短いので相殺されるためである(UN九三)。

**宇宙飛行士は**

宇宙飛行士はさらにたくさんの放射線を浴びる。最近の米国の宇宙飛行士は一回の飛行当たり〇・五から五ミリシーベルトの範囲である。ソ連・ロシアでもほとんどの場合、実効線量は一回の飛行当たり五ミリシーベルトを超えてはいないが、一カ月以上にわたる飛行の場合には一〇ミリシーベルトを超えており、一七五日間宇宙にいたサリュート六号の第四回の飛行の時は五五ミリシーベルトだったという(UN九三)。

**地面からの放射線が多いところ**

地面からでている放射線で人間が浴びている実効線量は世界平均で〇・四八ミリシーベルト/年とされるが、地域によっては、その二〇倍を超えるところもある(UN二〇〇〇)。

インドのケララ州のアラビア海に面した地域はその一つで、空気吸収線量率が〇・二一四マイクログレイ/時間ある(UN九三)。そうしたところに住んでいる人はどのくらいの放射線を浴びるのか。ケララ地域の住民から八五一三人を選び出し、TLD線量計を用いてひとり一人の線量を測った研究によると、調査したうちの約四分の一の二〇〇〇人は四・四ミリグレイ/年以上、そのうちの五五〇人は八・七ミリグレイ/年以上、五七人は一七・四ミリグレイ/年以上だったという。ブラジルのエスピリト・サント州の大西洋沿岸も有名で、その中心の町が人口一万二〇〇〇人のガラパリである。ここの空気吸収線量率はおよそ〇・一―四マイクログレイ／時間(UN九三)、TLD線量計を用いて測定した住民の平均線量は五・六ミリグレイ／年であったという。

自然放射線が多い地域はほかにもたくさん見つかっている。多い順にあげると、スウェーデンではウランを含む岩の周辺で約一〇〇マイクログレイ／時間の空気線量率の地域が見つかっているから、年率にすると八七六ミリグレイになる。

国際湿地条約の締結地として名高いイランのラムサールは、カスピ海沿いにある高級リゾートであるが、そこの温泉の石灰華《せっかいか》にトリウムとウランが沈積していて、線量率は三〇マイクログレイ／時間と報告されている。これは年率にすると二六三ミリグレイ／年にのぼる。また多くの花崗岩地域では自然放射線レベルが高い(UN九三)。

自然放射線が多い地域の中でよく調査されているのは中国広東省陽江県である。ここについては住民の健康調査結果と一緒に第五章5節で述べる。

## 建物からの放射線が多いところ

岩石には天然の放射性核種をたくさん含んでいるものがある。それを建材に使っている地域では屋内の線量率も高い。外壁が軽量コンクリート(一部はウランの入った明礬頁岩《みようばんけつがん》を含む)でできたスウェーデンの家屋の内部は平均約〇・二三マイクログレイ／時間であった。旧チェコスロバキアにある外壁がウランを含む石炭スラグでできた家屋内部は一マイクログレイ／時間に近い値であった。英国の花崗岩地帯の一部の家屋は現地産の石で造られているが、そこの測定値は〇・一マイクログレイ／時間であった。またジャマイカの泥ブロックで造られた家屋内部の推定値は〇・二マイクログレイ／時間に達している（UN九三）。

注　本書ではできるだけミリシーベルト単位で話を進めようとしているが、この節ではミリの一〇〇〇分の一を表わすマイクロ（μ）単位の数字がでてきてわかりにくくなったと思う。また次節ではさらにマイクロの一〇〇〇分の一のナノ（n）もでてくるから、こうした接頭語に早く馴染んでほしい。ここで取り上げた類の話題は（他の場合は一年当たりで考えることが多いのに対し）一時間当たりで議論することが多いからである。一年は八七六〇時間であるから、ざっと考えて、一マイクログレイ／時間は一〇ミリグレイ／年、一マイクロシーベルト／時間は一〇ミリシーベルト／年くらいと思えばよい。

## 2　日本の自然放射線

前節で、宇宙線による年間の実効線量は海面で〇・二七ミリシーベルト、世界平均で〇・三九ミリシーベルトと述べた。日本はどうであろうか。

**宇宙線**　高度〇メートルでの宇宙線による実効線量は、電離成分の分として、東京と名古屋を結ぶ緯度上でほぼ〇・二六ミリシーベルト／年（北は北海道の北部でそれより約〇・〇一ミリシーベルト／年多く、南は沖縄の南部でそれより約〇・〇一ミリシーベルト／年少なくなる）、中性子成分からは〇・〇三ミリシーベルト／年とされる。したがって日本における宇宙線全体の実効線量は、海面で〇・二九±〇・〇一ミリシーベルト／年程度となる。

**大地からの放射線**

日本の土や岩も当然、天然の放射性核種を含んでいる。それから放出される放射線で日本人はどのくらいの線量を浴びているのだろうか。

天然の放射性核種はもちろん、アルファ線もベータ線もガンマ線も出している。しかし、アルファ線やベータ線は人の体までは届かない。届くのはガンマ線だけである。それも、高々、深さ三〇㎝くらいまでの土からでているガンマ線である。また、戸外といっても、都市では、舗装された道路やビルの壁からでているガンマ線に大きく影響される。

天然の放射性核種といえば、さらに気体状の放射性核種であるラドンも考慮しなければならない。これは地面からしみ出すようにでてきて、呼吸により肺に入り、アルファ線を肺に浴びせる。が、その量は場所により、時間により、変動きわまりない。

そこでここではラドン以外の放射線を測った野外調査の結果を紹介しよう。この調査は、放医研・環境衛生研究部の阿部史朗が中心になって一九六六年から一九九一年の間におこなわれた(古川一九九三)。

測定したのは、すべての都道府県、七九八市町村における一三〇四サイト、六二五七地点である。測定点は学校のグラウンドなど開けた場所を選び、「地表から一mの高さにおける空気の吸収線量率」を測っている。つまり、この調査では、地面にある放射性核種（ウラン238系列、トリウム232系列、カリウム40）からのガンマ線（地殻ガンマ線）と宇宙線を測っていることになる。

注　放医研の測定は、正確にいえば、「照射」（単位レントゲン）を測定したものである。「照射」については第二章2節および第二章4節参照。

この調査の結果は図3-1に示した。列島全体の平均値は、七九・七±一八・八ナノグレイ／時間、また、市町村ごとの平均値の最高値は一四七・〇±二・八ナノグレイ／時間、最低値は二七・〇±一・七ナノグレイ／時間である。

**自然放射線レベルの地理的分布**

平均の八〇ナノグレイ／時間を境にして高線量地域と低線量地域に分けると、中部地方以西に高線量地域が、関東地方以東には低線量地域が広く分布している。

さらに細かく見ると、特に線量の高い一二〇ナノグレイ／時間以上のところは、(1)琵琶湖周辺から若狭湾沿岸にかけての地域、(2)中部地方の山岳地帯、(3)関東地方の北縁・新潟平野周辺、(4)琉球列島の宮古島である。逆に、特に線量の低い六〇ナノグレイ／時間以下の地域は、(1)伊豆・房総半島から日本海にかけてのくさび型の地域、(2)東北地方の北部、(3)中央部を除く北海道、(4)九州中部から四国、近畿、東海地方にかけて東西にのびた帯状の地域（これに含まれる四国の佐田岬半島では四〇ナノグレイ／時間、以下、(5)八丈島（伊豆諸島）と父島（小笠原諸島）

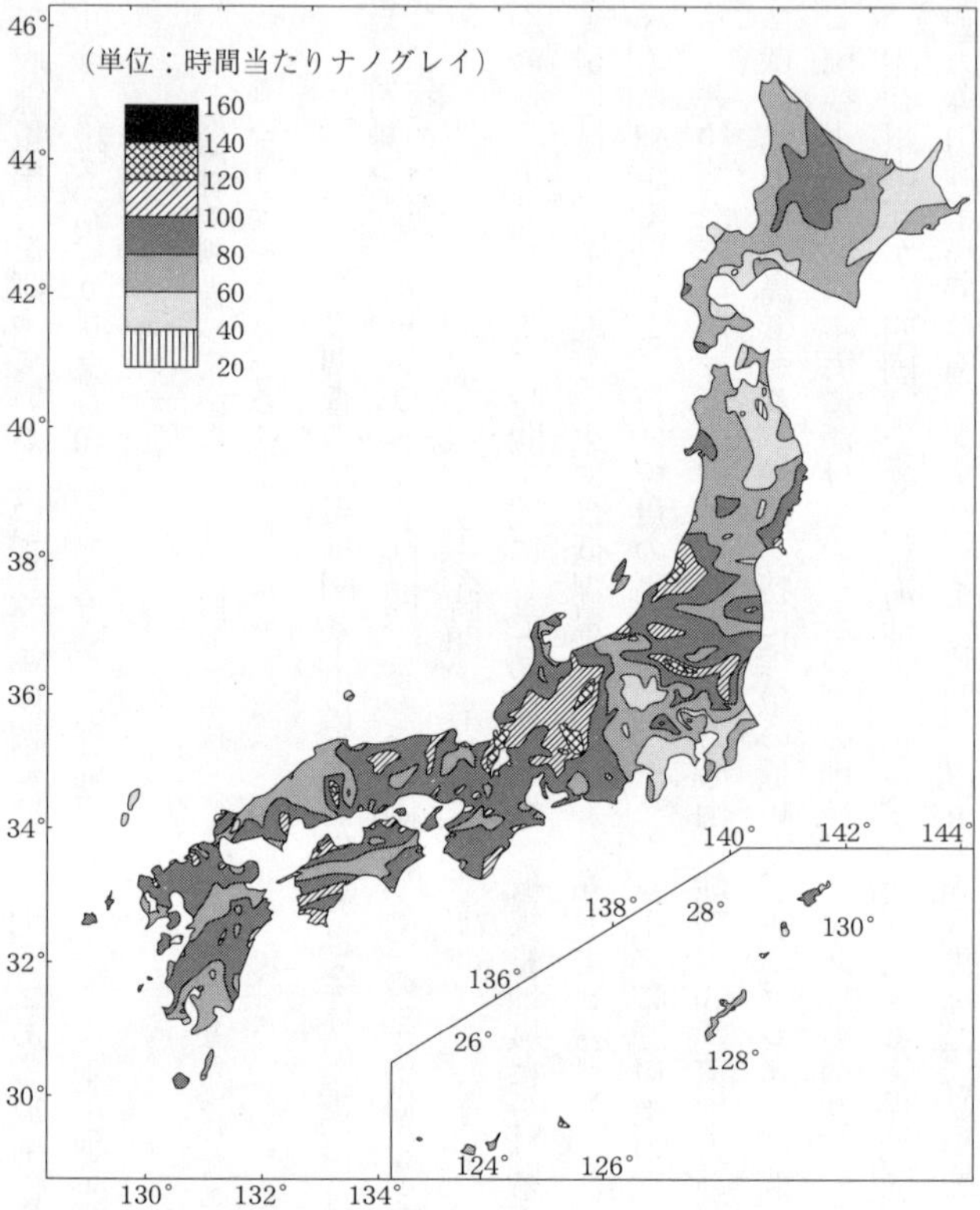


(古川『地学雑誌』102: 口絵 2, 1993)

図 3-1　日本列島の自然放射線レベル

は三〇―四〇ナノグレイ／時間程度の低線量地域である。

注　ここで使われているナノグレイ／時間単位の数字が、ミリシーベルト／年単位ではどのくらいになるのかざっと見ておこう。具体例として、二七・〇ナノグレイ／時間の低線量地域と一四七・〇ナノグレイ／時間の高線量地域の差一二〇ナノグレイ／時間で考える。一年は八七六〇時間であるから、一二〇ナノグレイ／時間は一・〇五ミリグレイ／年。これは空気吸収線量（グレイ）である。空気吸収線量（グレイ）から実効線量（シーベルト）に換算するには換算係数〇・七を掛ければよい。一・〇五ナノグレイ／年×〇・七＝〇・七三五ミリシーベルト／年。つまり、日本国内で線量が最低の地域から最高の地域へ引っ越すと、年当り〇・七ミリシーベルトの実効線量の増加がある。

**黒ぼく土と花崗岩**

自然放射線の少ない地域に、黒ぼく土におおわれた地帯がある。黒ぼく土というのは、関東地方でよく見られる黒土で、腐植物を多量に含んでおり、その下層は褐色―黄色の粘土化の進んだ火山灰である。この土がおおっている地域は全体に放射線のレベルが低く、特に六〇ナノグレイ／時間以下の低線量地域は黒ぼく土の分布とほぼ一致している。

逆に自然放射線の多いところとして指摘されているのは花崗岩地帯である。花崗岩地帯は、花崗岩の種類によらずほぼ七〇ナノグレイ／時間以上であり、全体的には八〇―一二〇ナノグレイ／時間程度の高線量地域である場合が多い。特に一〇〇ナノグレイ／時間を超える高線量地域のほとんどは、花崗岩類が分布している地域である。

## 3　ばらまかれた放射能

**環境の放射能汚染**　第二次世界大戦が終わる直前の一九四五年七月一六日、アメリカはニューメキシコ州で原子爆弾の爆発実験をおこない、それから一月もたたない八月上旬に広島・長崎に原爆を投下した。こうして核爆発による放射性核種が地上に散布されることになった。

核爆弾の開発は戦争が終わってからも続けられ、アメリカは南太平洋のビキニ環礁で爆発実験をおこない、一九四九年九月二三日にはソビエトが、一九五二年一〇月三日にはイギリスがこれに加わり、フランス、中国と続く。こうした実験、特に、大気圏内の爆発実験では、放射性物質は成層圏にまで吹き上げられ、放射性降下物(ラジオアクティブ・フォールアウト)として全地球的な規模で降ってきた。

大気圏内の核爆発実験には三回のピークがある。その最初は一九五一年から五四年で、六三回、合計六一メガトンの爆発がおこなわれた。このうち一九五四年三月一日、南太平洋のビキニ環礁でおこなわれたアメリカの水素爆弾実験は、わが国にとっては特別なものとなった。偶然その近くでマグロ漁をしていた第五福竜丸が濃厚な放射性降下物をかぶり、乗組員二三名が放射線症や放射線火傷になったのである。しかも不幸なことにうち一名は死亡した。二回目のピークは五六年から五八年の一六九回、八九メガトン、三回目は六一年から六二年の一七七回、二五七メガトンの爆発である(UN二〇〇〇)。

一九六二年の八月、ようやく部分核実験停止条約が成立して米英ソ三国の大気圏内核実験は停止され、それを境に世界中の人工放射能レベルは急速に減少した。この減少傾向は一九六四年の中国の参入で一時鈍ったが、一九八一年以降は、地下核実験のみとなった。結局のところ、大気圏内核実験は合計五四三回、四四〇メガトンの爆発であった(UN二〇〇〇)。

一九八六年には、核実験とは別の原因で大量の(とはいえ核実験と較べれば微々たるものであるが)放射性物質が成層圏へ入った。四月二六日にソ連のチェルノブイリ原子力発電所で事故が起き、放出された放射性物質は、大火災に伴って発生した上昇気流によって成層圏まで舞い上がったのである。

**日本の監視体制**

こうした放射性フォールアウトに関し、日本では大学や研究所の研究者が早くから測定をはじめ、ネットワークをつくって調査してきた。わたくしのかつての職場、放射線医学総合研究所(放医研)もビキニ事件が直接の契機になって設立されたものである。

監視体制はチェルノブイリ以後さらに増強されたが、これにかかわっている機関は、放医研、気象庁、気象研究所、高層気象台、水産庁、海上保安庁、防衛庁技術研究本部、農業環境技術研究所、畜産試験場、家畜衛生試験場といった国立試験研究機関に加え、全国四七都道府県の衛生研究所、公害研究所や日本分析センターであり、調査対象は空、陸、海の自然環境から食品、人体内の放射線・放射性核種にまでおよぶ。

フォールアウトは地上に落下し、あらゆるものに降りかかる。海に山に野に町に降り、土に蓄えられ、水にとけ、やがて農畜産物や水産物に移り、これを食べた人の体に入る。人体中では、たとえばセシウム137なら、セシウムが摂取される速度と排泄される速度との関係で人体中のセシウム137の量は変化する。監視体制は、これらをそれぞれの段階でチェックしているのであるが、ざっと見ると、フォールアウトが最大になる時期があり、それから遅れて食品中のセシウム137濃度が最大になり、それからさらに遅れて体内量の最大値が出現する。

ここではフォールアウトによる環境汚染の総括ともいうべき人体内の放射能量の変遷を見ることにしよう。

**体内の放射能を測る**

人類の被曝線量を考えたとき、もっとも重要なフォールアウトは、炭素14である。

しかし炭素14は、本章1節で見たように宇宙線により絶え間なくつくられており、その量は毎年一五〇〇兆ベクレルにもおよぶ。そして、この自然の炭素14と核爆発由来の炭素14は、区別がつかない。またこの核種はベータ線しか出さないので、サンプルを採取しないと計測できないといったやっかいさがある。

二番目に重要なセシウム137は、天然には存在しない核種であるので、これを測定すればフォールアウトの様子がつかめる。しかもこの核種はガンマ線を出すので、人体内にあっても直接検出できる可能性がある。ということで、体内のセシウム137の計測はフォールアウト追跡の重要な手段となっている。三番目はストロンチウム90であるが、これはガンマ線を出さないので、測定は多少面倒である。

体内からのガンマ線を検出する装置は、ヒューマンカウンタとかホールボディカウンタ、あるいは全身計測器などと呼ばれる。ただ、ホールボディカウンタにもいろいろあり、精密な測定をするには、宇宙線による影響を避けて、特殊な鉄でつくった室内で測定する必要がある。

**人体内セシウム137の推移**

放射線医学総合研究所では鉄室内ホールボディカウンタでの測定を一九六三年からはじめ、現在も続けている。

そのうち健康な成人男子について測定した内山正史のデータを見ると、セシウム137体内量は一九六三年の測定開始時にはすでに上昇しており、引き続いて上昇を続けて一九六四年一〇月に最大値、約六〇〇ベクレルに達した。その後は時間の経過につれて急速に減少し、一九六八年末には約七〇ベクレルとなった。

一九七〇年から体内量は微増傾向に転じ、一九七一年前半には、一九六八年初めのレベルに戻った。これは一九六七年から一九七〇年まで中国が毎年おこなった三メガトン級の大気圏内核実験によってセシウム137が補給されたためである。一九七一、七二両年には大気圏内核実験がおこなわれなかった。一九七三年には二・五メガトン、一九七六年に四メガトンの核実験が大気圏内で実施された。この期間、体内量は三〇—五〇ベクレルを維持している。

大気圏内核実験は一九八〇年一〇月の中国の実験を最後におこなわれなくなった。それにつれて体内量も減少を続け、一九八六年二月には二二ベクレルとなった。

チェルノブイリ事故の影響はホールボディカウンタの測定でも確認されている。その最初は一九八六年五月一日であった。事故発生は四月二六日午前一時過ぎというから、放射能が日本に到着して人体内の量の増加として認められるまでに五日ほどかかっている。事故直前の二月に二二ベクレルであった放医研の被検者群の平均体内量は、五月第四週には、三〇ベクレルに増加した。事故後の早い時期には、食品汚染のばらつきを反映しているのであろう、被検者間で体内量の差が大きい。しかし汚染が普遍的になるとその差は小さくなり、体内量も増加して、事故一年後の一九八七年五月には平均六〇ベクレルに達した。その後、体内量は変動しつつ減少傾向し、三年後にはもとに戻った(内山一九八九、一九九七)。

**フォールアウトからの線量**

フォールアウトから人類が受ける放射線量はどのくらいか。この場合、現在までに浴びた線量だけでなく将来浴びることになる線量も含めて考えなければならない。これを線量預託という。将来というのをいつまでにするかによって話は変わるが、大気圏実験のはじまりから数えて二二〇〇年までで実効線量預託は約一・三ミリシーベルト。未来永劫までを考えた場合は、三・五ミリシーベルトと計算されている。いずれにしても自然放射線一年分(二・四ミリシーベルト)と同じオーダーである(UN二〇〇〇)。

三・五ミリシーベルトの中身を見ると、炭素14によるものが圧倒的に多くて二・五ミリシーベルト、次がセシウム137で〇・四六ミリシーベルト、三位がストロンチウム90の〇・一一五ミリシーベルト、四位がジルコニウム95の〇・〇八四ミリシーベルトである(UN二〇〇〇)。

## 4　体の中の放射能

**人間の体の中にある元素**

人間の体の中にある元素は、いまわかっているものだけで五一種類ある。天然に存在する八七種類の元素のうち、六〇%近い数である。しかし、これら全部がわたくしたちの体にとって必ずしも必要というわけではない。

現在のところ必須元素と呼ばれているのは二〇種。そのうち、水素(H)、炭素(C)、窒素(N)、酸素(O)、ナトリウム(Na)、リン(P)、イオウ(S)、塩素(Cl)、カリウム(K)、カルシウム(Ca)の一〇元素は量もきわめて多く、これだけで体重の九九・六六%を占める。なかでも酸素、炭素、水素、窒素は非常に多く、この四元素で体重の九六・六％にもおよぶ。

このような必須元素に対しては、体の中に精巧な制御機構があり、生体は、必要な量だけ摂取し、必要以上のものは排泄するようになっている。

### 代謝回転―生きているということ

さらに「代謝回転」といって、たとえば一個の細胞がずっとあるとしても、それを構成している原子の一つ一つはいつまでもそこに留まるのではなく、後からきた、同種ではあるが新しい原子と次々に交替していく。この交替の早さの尺度として「生物学的半減期」と呼ばれるものがある。生物学的半減期は、生体全体で考える場合もあるし、あるいは生体のある組織で考える場合もあるが、新しく入ったある物質のうち半分が入れ替るに要する期間のことである。

体内の元素の存在量や分布などは、この制御機構のおかげでほぼ一定にコントロールされている。もし摂取量や排泄量がその制御能力を上回って多かったり、また逆に少なかったり、あるいは制御機構自体が壊れたりすると中毒症状や欠乏症状がでる。

### カリウムを例に

元素の代謝調節の一例としてカリウムを見てみよう。カリウムは人体中に体重当り〇・二％程度ある。体重六〇kgの人なら約一二〇gである。

このうち九八％は細胞内に、二％が細胞外に存在する。細胞内の分では筋肉にある分が最も多く、全体カリウム量の八〇％にもおよぶ。細胞内外、どちらでも水に溶けた状態になっているが、濃度は細胞内が圧倒的に高い。細胞はこの内外のカリウムの濃度差を利用して神経や筋肉を興奮させたり、興奮の伝達をおこなっている。したがって、カリウム濃度の異常時には、知覚障害・脱力・麻痺・心電図異常などが起こる。

カリウムは動物・植物を問わず、すべての細胞の主要な陽イオンであるから、ほとんどの食品はカリウムを豊富に含む。通常一日の摂取量は五〇―一〇〇ミリEqである。排泄は、九〇％程度が腎臓から、残りは大便である。

注　なおここでEqという単位を使ったが、これは化学の分野で当量といわれている質量の単位で、臨床医学でもこの単位を使うことが多い。mg単位よりこの方が点滴の中身を計算するときなどに便利だからである。カリウムでは四〇ミリEqが一六〇〇mgに相当する。

臨床では血清のカリウム濃度を測定する。その基準範囲は一リットル当たり三・六―五・五ミリEqとわりあい狭い範囲にある。この限界を超えると高カリウム血症や低カリウム血症となる。高カリウム血症の原因で重要なのは、まず第一に腎臓からの排泄障害、次は細胞内のカリウムが溶血などで細胞外へもれることである。高カリウム食品を大量にとっても、腎障害がなければ、高カリウム血症にはならない。症状は、手足の脱力感、筋力減退、知覚異常などで、もっとも目立つのは心筋への影響である。徐脈、不整脈、末梢循環障害にはじまって、さいごは心室粗動・細動が起こり心臓が止まる。

低カリウム血症は全身カリウム量の減少によって起こる。これは高カリウム血症では全身カリウム量が増えていないことと対照的である。低カリウム血症の症状は、バーター症候群といわれる病気で典型的に現われる。胸痛や全身のしびれる感じはしばしばあるようであるが、突然心臓が止まるのではないかと思うほどドキドキし、呼吸が苦しくなる、という症状で狭心症と診断されることもある。筋力は衰え、いすに自力で座っていることもできないくらいになることもある。この病気には根本的治療法はないが、カリウムを十分に補給して低カリウム血症を改善できれば症状は起こらない。

高カリウム血症や低カリウム血症はふだんの食生活では起きそうもないが、病院の医師たちはこれに敏感である。一見無造作におこなわれているように見える点滴で、こうしたことに気を配っているからである。

**放射性カリウム**

元素としては一種類であるカリウムも、核種から見ればカリウム39、カリウム40、カリウム41という三種の混じりものである。このうち大部分を占めるカリウム39とカリウム41は安定核種だが、天然の状態で〇・〇一一八%含まれているカリウム40は、半減期が一二・六億年と、とてつもなく長い放射性核種である。

カリウムは体重一kg当たり約二gあるから、カリウム40は体重一kg当たり〇・〇〇二三六g、放射能としては約六〇ベクレルになる。体重六〇kgの人で三六〇〇ベクレルである。もっとも脂肪組織はカリウムを含まないので、脂肪太りの人では体重一kg当たり一gぐらいしかないことがあるし、脂肪の少ない人では二・五gにもなるから、同じ六〇kgといっても、「おでぶさん」なら一八〇〇ベクレルしかないのに、「おやせさん」は四五〇〇ベクレルにもなる。

カリウムからの実効線量は、国連科学委員会一九九三年報告では大人で一年当たり〇・一六五ミリシーベルトとしてあるが、これは体重一kg当たりカリウム一・八gで計算したものである。平均値を見ているときは気づきにくいが、個人を見るとかなり違う。「おやせさん」なら〇・二三ミリシーベルト／年、「おでぶさん」なら〇・〇九二ミリシーベルトと、年に〇・一四ミリシーベルト近く違う。八年もすれば一ミリシーベルトは軽く超える差がでる。

**わたくしの体の中の放射能**

前節で述べた放医研の体内セシウム137測定では、わたくしも被検者になっていて、放医研へ赴任して以来二五年、定年になったいまも、年三回ずつの見当で体の中の放射能を測ってもらっている。その測定では、セシウム137と同時に、カリウム40も測れる。そこで「測定結果のお知らせ」には次のような数字が並ぶ(一九九八年一〇月一六日の分)。

体内放射能推定結果

セシウム137——二二・四ベクレル

カリウム40——三七四〇ベクレル(全身カリウム量に換算して一二一g)

その他の核種――検出されず

被曝線量推定結果

セシウム137――〇・〇〇二マイクロシーベルト(一日当たり)

カリウム40――〇・四六マイクロシーベルト(一日当たり)

これは年線量に直せばセシウムの分が〇・〇〇〇七ミリシーベルト、カリウムの分が〇・一七ミリシーベルトになる。

**わたくしのセシウム**　わたくしのセシウム137は、ここにあげた一九九八年一〇月一六日以後の測定では、毎回、検出限界(約一七ベクレル)以下と報告されてくる。しかし、それ以前のデータを見ると、チェルノブイリの事故の影響もちゃんとでている。一九八四―五年には、一九、二二、一九、二九など検出限界ぎりぎりの数字が並ぶのに、八六年八月(事故は八六年四月)には五三(単位はいずれもベクレル)となり、一年後の八七年八月にはまた元のレベルに戻っている。もっとも検出限界ぎりぎりで測っているこうした数字にはかなり大きい誤差が含まれているはずである。わたくしひとりのデータだけでいろいろいうのは、間違いのもとである。確かなことは前節に紹介した内山の論文を見ていただきたい。

**わたくしのカリウム**　この二五年間の測定で、わたくしは、セシウムについては平均値を出すための一症例としての役目を果たしたわけだが、カリウムについては、わたくし自身にもずいぶん役だつ情報があった。体内カリウムの推移を見ると、わたくしの健康状態がよくわかるのである。

四〇代前半は体重一kg当たりのカリウム量は、二・一gから二・二gくらいあったのが、五〇の声を聞いてからは二・〇gを切ることが多くなり、六〇を過ぎてからは一・九gを保つのがやっとである。この間、体を動かすことに気をつけると回復し、怠けると下がるのくりかえしであった。特に六二歳の時、直前に足をくじいたのに予定を変えたくなかったばかりに早池峰登山を強行したことがあったが、それがたたって、一年ほど運動を自重しなければならなくなった。その間に一・九四gほどあったカリウムが、一・八gほどに下がってしまった。

なお、わたくしは筋力を付けたい(脂肪太りにはなりたくない)と努力しているのであるが、そうするとカリウムが多くなり、カリウムが多くなると被曝線量は多くなる。

**ホールボディカウンタでは測れない核種**

体内には、ホールボディカウンタでは測れない放射性核種もたくさんある。ガンマ線を出してもそれが微弱すぎるもの、ベータ線やアルファ線しか出さないものである。

宇宙線がつくっている放射性核種ももちろん体内にある。その主なものは、水素3、ベリリウム7、炭素14、ナトリウム22である。実効線量の面からすれば炭素14がそのほとんどを占めるが、全部あわせて〇・〇一ミリシーベルト／年である(UN二〇〇〇)。

地球起源の放射性核種では、先に述べたカリウム40のほかにルビジウム87もあるし、アルファ線を出すウラン238、トリウム232やその子孫の核種も人体内にある。カリウムも含めこれらによる被曝は、通常の地域で〇・三二ミリシーベルト、高放射能地域で〇・八ミリシーベルトになると見積もられている(UN二〇〇〇)。

核爆発などによる人工放射性核種も人体内にある。それについては本章3節「ばらまかれた放射能」を見ていただきたい。

## 5　遅れてきた主役、ラドン

### ラドンとは

ラドンは岩や土から空気中にしみ出してくる天然の放射性ガスである。ウラン系列の核種で、直接の親はラジウムである。土の中にはごく微量ではあるがラジウムが含まれており、その量が場所によって大きく違うこともあって、ラドンのしみ出す量は場所によっていろいろである。しみ出したラドンは風通しのよい戸外では空気で薄められるので、濃度は低い。しかし屋内に滞留するようなときには高い濃度になる。ウラン鉱山などではものすごい濃度になっていることもある。

ラドンは化学的に不活性だし、電荷をもたないので何かに取りつくということもない。しかし放射性崩壊してできる子孫の核種（複数ある）は電荷をもっていて、空気中の小さなほこりにくっつく。このほこりの粒は吸い込まれて肺にはりつき、肺にアルファ線を照射する。アルファ線はちょっとしか飛ばないので、この場合、気になるのは肺がんだけである。

**遅れて問題になってきたラドン**

ラドンは、人間が浴びている自然放射線のうち、実効線量で見れば半分以上を占める主役である。それなのに、放射線防護関係者の多くがラドンを話題にするようになったのは、八〇年代に入ってからである。なぜそんなに遅れたか。放射線防護関係者が問題にする「障害の中身」が、時代によって変わってきたからであろう。

フォールアウト以前、防止すべき放射線障害の代表は皮膚炎であった。恐れられていた皮膚がんも皮膚炎が慢性化した局所にしか発生しなかったから、放射線皮膚炎が起こる量より何桁も少ない自然放射線などは問題にされなかった。

フォールアウト以後は、放射線といえば「奇形児が生まれる」「白血病になる」の時代になった。そして、放射線の影響を測る尺度として遺伝線量と骨髄線量が考案され、この二つに直接関係する生殖腺と骨髄では、自然放射線くらいの量の放射線を浴びることもやり玉に挙がった。その反面、その二カ所以外は線量がべらぼうに多くない限り問題にならなかった。つまり、生殖腺や骨髄に放射線を浴びせることのないラドンは問題にならなかったのである。

このような状況は、一九七七年のICRP勧告で一変した。一九七七年を境に低線量放射線防護で重要なのは、遺伝でもない、白血病でもない、固形がんだということになったからである。固形がんというのは乳がんや肺がんといった、ごくありふれた種々のがんの総称である。そこでICRPは遺伝線量や骨髄線量を廃止し、実効線量当量(現在の実効線量)を使いはじめた(第五章2節)。その結果、生殖腺線量や骨髄線量ではものの数に入らなかったラドンが、肺線量が多いことが効いて実効線量では、一躍主役にのし上がったのである。

### パラケルススの鉱山病

実のところ天然の放射性核種であるラドンは、鉱山のような特殊なところでは、かなり昔から肺がんを起こしてきたようである。

ドイツとチェコスロバキアの国境に広がるエルツ山脈のドイツ側にシュネーベルクという鉱山がある。ヨーロッパ中を遍歴しながらルネッサンスと宗教改革の時代を生きたパラケルスス(一四九三—一五四一)は「鉱山病およびその他の鉱山労働者の病気について」で、この地の鉱夫が肺の病で若死にしているのを報告し、その原因をヒ素などを含む鉱石粉塵の吸入によると考えた。この病気は一般には、山の霊の持ち物である宝物を奪い取るたたりだと考えられていた当時である。この見解はきわめて独創的で、彼が後世、ヒポクラテスやガレノスと並べられるほどの名医と評判される理由の一つになっている。

この病気は後に「シュネーベルクの肺病」と呼ばれ、一八七九年になってやっと肺がんであることが確認された。

### ラドンが原因

シュネーベルク肺がんの原因をラドンだと、はじめて主張したのは一九二四年のルトヴィッヒだというが、ここではチェコスロバキアのシクルの論文(一九三二)を覗いてみよう。

「すでに知られているシュネーベルク肺がんに関連してヨアヒムスタールを調査したところ、ここの鉱夫にもシュネーベルクの場合と同じくらいの頻度で肺がんが発生しているという驚くべき結果が得られたので、この新しい調査事実を手短かに報告したい」

「最初に予備知識として話しておくが、ヨアヒムスタール(チェコ語でヤヒモフ)は、エルツ山脈の南斜面、シュネーベルクから東南に約三〇km、チェコ国境の向う側(ドイツのドレスデンで開かれたがん学会での講演であるので、ドイツ側から見た方向になっている)にある小さな鉱山町である。この町は今世紀初め以来ラジウムの生産地として世界的に有名であるが、鉱山としての歴史はさらに古い。一五一六年頃ここで豊富な銀鉱が発見されたが、一六世紀末にはほとんど掘りつくされた。後になって、ここで銀のほかにコバルト、ニッケル、ビスマスおよびヒ素が採掘されたが、一六世紀の盛況までには回復しなかった。一九世紀後半にウラン鉱の採掘がはじめられた。ウラン鉱は主としてピッチブレンドの形で豊富にあり、ウラン染料製造のため国立工場が建てられた。キュリー夫人がヨアヒムスタールのピッチブレンドからラジウムを発見するとすぐ、今世紀初めにラジウムの生産もおこなわれ、現在国立工場で年間約二gの精製塩化ラジウムが生産されている。そのほかに、坑内の水に強い放射能があることが確認されると浴場が建設され、今日ではヨアヒムスタールは湯治場としてかなり有名になっている」

そして論文の最後でこう述べる。「われわれの研究の結果、シュネーベルクの発がんの原因がラジウム・エマネーション(ラドンのこと)である可能性はますます強くなった。ヨアヒムスタールの坑内の空気にはラジウム・エマネーションが大量に含まれているからである」

一九四四年にはシュネーベルク鉱山の坑道内ラドン濃度が測定され、一立方メートル当たり平均七万―一二万ベクレルという高い値を得たことは、その疑いをさらに濃くした。

第二次世界大戦後再開されたヤヒモフ鉱山、シュネーベルク鉱山の研究で、鉱夫の肺がん発生率は対照群より統計学的に有意に高いことが証明された。

**他の鉱山での調査**

また、一九七〇年から八〇年にかけて、他の鉱山でも調査がおこなわれた。ウラン鉱山ではアメリカのコロラドやニューメキシコ、カナダのオンタリオ。ウラン鉱山以外では、カナダのニューファウンドランドの蛍石鉱山、スウェーデンの鉄鉱山、イングランドの金属鉱山などである。その結果、坑道内のラドン量が多いと鉱夫の間に肺がんが増加することはほぼ確実と考えられるようになった(UN七七、八二、BEIR-Ⅲ八〇、BEIR-Ⅳ八四)。

### 一般家庭でのラドン調査

これらの調査結果を、ICRP勧告が一九七七年以来採用している発がんの「しきい値なし直線仮説」に当てはめると問題は深刻になる。この方向への動きを先導したのはスウェーデンである。スウェーデンではラジウム含有量の多い明礬石《みょうばんせき》を建材に用いていることが多い上に、北国なので防寒のために家屋の密閉度が高く、屋内ラドン濃度が一立方メートル当たり数千ベクレルになることも珍しくない。

とはいえこの問題はスウェーデンに限らない。そこで、世界各地で一般家庭での屋内ラドン濃度の調査がさかんにおこなわれるようになり、二〇〇〇年の国連科学委員会報告書には世界各地からのデータが掲載されている。それによると屋内ラドン濃度の平均値(算術平均)は全世界で一立方メートル当たり四六ベクレル、スウェーデンで一〇八、それより多いところとしてはチェコの一四〇が目立つ。日本は一六で最も少ないクラスに入る。

アメリカの例でもっと詳しく見ると、一立方メートル当たり〇—二五ベクレルの家が全体の四九・九%、二六—五〇が二三・四%、五一—七五が一〇・四%、七六—一〇〇が五・四%、一〇一—一五〇が五・二%であったという。ここまでで九四・三%になる一方、一立方メートル当たり六〇一ベクレルを超す家が〇・四%あるという(BEIR-Ⅵ九九)。

こうした屋内ラドンにより肺がん発生率が増大するかどうか大問題であるが、これについては第五章5節で述べる。

日本の一般家屋の屋内ラドンは世界平均と較べると低くて二分の一から三分の一といわれるが、ラドン温泉ではどうか。

## ラドン温泉

日本の温泉でラドンの測定がはじめておこなわれたのは伊香保温泉で、一九〇九(明治四二)年八月二七日東京大学の石谷伝市郎と真鍋嘉一郎の仕事である。石谷はその後も日本国内や台湾の多数の温泉で測定をおこなっている。

日本の鉱泉でラドン濃度の高いところは、増富《ますとみ》(山梨)一万一一九四、高山(岐阜)三七九九、池田(島根)二五三七、三朝《みささ》(鳥取)一九二〇など(単位はいずれもベクレル/リットルである)(理科年表一九九八)。空気中ラドン濃度の測定もおこなわれており、たとえば三朝温泉の浴室では二〇〇—八〇〇〇ベクレル/立方メートルであったという。

注　ラドン温泉ではラドン濃度をマッヘ単位で表示していることが多い。一ベクレル/リットル=〇・〇七四マッヘで換算すると、本書の記述を参考にできる。

## ラドンによる実効線量

ラドンから人間が浴びている放射線量を実効線量で表わすのはなかなか難儀なようである。しかし科学者たちは少しずつデータを蓄積して、二〇〇〇年の国連科学委員会報告書では、全世界の平均的な値として年一・二ミリシーベルトという数字を出している。

# 第四章　放射線傷害

## 1　X線による傷害

放射線が発見されてから原子力の利用がはじまるまでの約五〇年間、放射線の主役はX線であった。傷害といえば、皮膚炎、白血球減少が中心であった。放射線傷害について、まず、そのあたりから見ていこう。

### X線による皮膚火傷

X線の発見が報じられた翌年には、現在でいう急性放射線皮膚炎が何例も報告されている。ここでは、時代はやや下るが溝口喜六氏が報告した例(一九〇二)をあげよう。

浅草公園珍世界でX線を見世物にしていた四七歳の男性。一九〇二年一月六日から、一日五、六十回から一〇〇回、品物を右手にもってX線を透過させて見せていた。一回の時間は二分くらいずつであった。

はじめは何ということもなかったのに、二週間ばかり経ったころ手に異常な緊張感を感じるようになり、皮膚が厚くなった。熱や痛みはなかったが、一月二三日(原文には二月とあるが間違いであろう)から手のひらが黒ずみ、赤い斑点が生じてきた。その後一週間、色がだんだん濃くなり、指を曲げたり伸ばしたりが不自由となった。その上、火傷のような痛みがではじめ、ついで全体が腫れて熱をもち、皮膚にひびわれができた。湯に浸すと感覚が過敏で最初は痛く感じるが、その後は痛みが消えて気持よくなるので、毎夜仕事が終わった後そうしていた。しかし症状はますます悪くなるので、二月一三日以来仕事をやめているが、斑点は増加し、運動障害もいっそう加わってきた。しかし腫れと痛みはやや良くなってきたという。

この患者は二月二〇日にはじめて診察を受け、一〇〇〇倍昇汞水《しょうこうすい》の罨法《あんぽう》(この場合は昇汞水に手を浸して炎症をさます治療)をはじめている。三月初めには皮膚は少しずつ剝け替わりはじめ、二〇日頃には痛みは全くなくなり、四月二日には全部の皮膚が剝け替わった。同時に、中指と人差し指の爪が生え替わりそうな様子になっていた。四月二五日に診察したときは爪は全部交替していた。

**X線火傷から皮膚がんになる**

普通の火傷のあとも皮膚がんになりやすいが、X線火傷からも皮膚がんが発生しやすい。X線がんの最初の例は一九〇二年ドイツから報告された。三三歳男性。X線管の品質検査に自分の手を透視してその見え具合で判断していた。仕事をはじめてまもなくひどい皮膚炎が主として手の甲に生じ、三年後にはそこに小さな潰瘍がいくつも発生し、なかなか治らなかった。その後この潰瘍の縁からがんが発生し、肘および腋窩のリンパ節にも転移を生じて、右腕の切断術がおこなわれた。

日本ではじめてのX線がんは日本赤十字社病院外科の塚本恒夫が一九二四年に報告している。

患者は四九歳のX線技師。一九〇四年から東京衛戍《えいじゅ》病院（陸軍病院の前の名前、なおこの年二月八日に日露戦争がはじまっていて、この戦争でX線は戦傷者の医療に大活躍した）でX線透視、撮影に従事し、一九一〇年からは日本赤十字社病院に移り、同じ仕事を続けた。一九一一年にはX線治療も手がけはじめた。その頃から手指の背面全体が熱く感じ、色は紅くやがて暗褐色になった。一九一六年頃から右手の甲に大小たくさんの扁平な堅いイボができてきた。その後、手指の背面、手の甲のあちこちに潰瘍が生じ、なかなか治らなかった。潰瘍発生後約四年、右環指に皮膚がんが発生した。放射線作業開始後二〇年である。同指の関節離断術をおこなって、レントゲンがんを除去し、四週から一〇週間に一〇回血液検査をおこなったが、貧血症ならびに白血球増多症または白血球減少症は認められなかった。

当時こうした放射線皮膚がんは何百例となく発生し、X線がんとかレントゲンがんとか呼ばれた（本節エーレン・ブーフの項および第五章3節）。

**レントゲンがん**

X線の発がん作用を実験的に確認したのは一九〇八年六月フランスのクルネ（一九一〇）である。彼はラットの臀部にX線で潰瘍をつくり、その潰瘍の経過を観察したところ、潰瘍は治癒・再発をくりかえし、四度目の治癒に向かうとき、そこに悪性腫瘍（肉腫）が発生した。この実験で、照射後悪性腫瘍発生確認までの期間は一四カ月であった。

クルネの実験もX線がんについての臨床的な観察も、がんの発生に関して重要な示唆を含んでおり、当時の人はこれらの観察からX線がんの発生には「しきい値がある」と考えていた（しきい値については本章7節と第五章を見てください。）

**骨髄の傷害**

一九一〇年代までのX線は、ガス管球で発生させた透過力の小さなX線であった。したがって傷害も皮膚に限られていた。しかし高電圧のX線が使えるようになった一九二〇年代には身体内部の組織の放射線傷害も問題になってきた。その中心は骨髄形成不全と白血病の発生である。骨髄形成不全というのは骨髄が赤血球や白血球をつくる能力を失った状態で、白血球減少や貧血などの症状がでる。前記一九二四年の塚本恒夫の報告で「四週から一〇週間に一〇回血液検査をおこなったが、貧血症ならびに白血球増多症または白血球減少症を認めなかった」と記されているのも、そのことに関係している。

後のICRPの見積もりでは「初期の放射線医の一部の人が血球数の減少を経験しており、それらの人々の職業被曝による全生涯骨髄線量は、きわめて不確かであるが、平均六・〇グレイにもなると推定されている」。「職業被曝の場合、検出可能な造血能の低下に関するしきい値は、おそらく年当たり〇・四シーベルトを超えるところにあり、また致命的な骨髄形成不全に関するしきい値は多分年当たり一シーベルトを超える」（ICRP、Pub四一）

**白血病の発生**

X線による白血病の発生が社会問題になるのは一九二四年アメリカのカーマンが北米放射線学会でおこなった「放射線科医の職業的危険――とくに血液変化に関し

て」と題する特別講演がきっかけである。この講演は、再生不良性貧血(骨髄形成不全と同じ)と並べてリンパ性白血病を問題にして次のようにいう。

「リンパ性白血病の問題を取り上げることにしたのは、最近セントルイスのウォーター・ミルズ博士が死亡したことが主な理由である。その内容は主として透視検査であった。ミルズ博士は四六歳、約一四年間消化管のX線診断に従事してきた。博士の仕事は量が多く、時として防護衣を着用しないこともあった。亡くなる年には、一日の仕事が終わると極度の疲労を訴えた。一九二四年初め、たまたまおこなった血液検査でリンパ性白血病の徴候が見つかった。その後まもなく彼は自分で頸部および鼠径部のリンパ節が少し腫れているのに気づいた。二月にメイヨ・クリニックを訪れ、白血病が確認された」

「ミルズの例については、種々な解釈ができるのは明らかである。……X線被曝は、白血病とは何らの因果関係もなかったのかもしれない。……白血病を誘発したのかもしれない。……いずれにせよ、この症例は公表してもっと詳しく考察する価値がある」

注　不思議なことに、原爆被爆者の調査では慢性リンパ性白血病はいまにいたるも増えた様子はない。

**エーレン・ブーフ**

この時代、X線傷害で亡くなった人は世界的に見てかなりの数であった。これらの人を顕彰するためにドイツのハンス・マイヤーは、一九三六年四月四日、ハンブルグのザンクト・ゲオルゲ病院の裏庭に、世界各国の一六九人の名を彫り込んだ記念碑を建立した。同時にその人たちの略歴を記した顕彰書(エーレン・ブーフ、Ehrenbuch と略記される)をドイツの放射線医学専門誌の別巻として発行した。その後、犠牲者の数は一九四〇年までに二七名、一九五九年までにはまたさらに一五三名増加し、ハンブルグの記念碑には四個の碑が追加されるとともに、一九五九年にはエーレン・ブーフの第二版が発行されている。

第二版に載っているのは、二二カ国三六〇名。フランス六五、ドイツ五九、アメリカ五五、イギリス四二、イタリア二九、日本二八などが多いところである。年代別には、一九〇〇年代の一六から、一九一〇年代の三四、二〇年代の八四と漸増し、三〇年代の一〇五名をピークに以後は減少し、四〇年代の五八、五〇年代の五五となっている。

この推移は放射線利用の増加と傷害発生防止に対する努力とのバランスを反映しており、一九四〇年代以降の減少は一九二〇年代からきびしくなった傷害防止対策の効果を示している。死因の記載のある三一九名についてみると、約五〇%の一五七名は皮膚がん、二四%の七八名は皮膚潰瘍、一四%の四六人は再生不良性貧血、七%の二一人は白血病で、早い頃の犠牲者に皮膚疾患が多く、時代が下るにしたがって血液疾患が増加している傾向がある。

## 国際X線およびラジウム防護委員会

一九二五年、第一回の国際放射線医学会議がロンドンで開かれた折、国際的な放射線防護委員会をつくることが提案され、第二回会議(一九二八年)

で実現された。これは〝国際X線およびラジウム防護委員会(International X-ray and Radium Protection Committee, ICXRP)〟と名づけられ、イギリス二、アメリカ、ドイツ、スウェーデン各一、計五名の委員構成で、同年第一回の勧告を出した。

第一回の勧告には盛られていなかったが、放射線の規制を合理的におこなうには、どの量までの放射線なら安全かを、あらかじめ決めておく必要がある。これに関した研究は一九二五年頃からいくつか報告されている。それによるとX線装置をもついくつかの施設で、X線取扱者が一カ月間に受ける皮膚線量を電離槽測定器で測定し、傷害を受けていないX線取扱者のデータから一カ月に一〇〇分の一皮膚紅斑線量以下なら安全ということがわかった。

これを盛り込んだ勧告をはじめて出したのは、一九三一年、アメリカである。この勧告は前述の研究結果を耐容線量(tolerance dose)という名前で採用し、放射線防護の基礎においた。しかしこの勧告では、ICXRPの兄弟委員会である国際X線単位委員会が線量の単位としてレントゲンを使うことにした(第二章2節参照)ため、耐容線量をレントゲン単位で決める必要があった。最終的にこの委員会が採用した耐容線量は一皮膚紅斑線量を六〇〇レントゲンとして換算した値、つまり一日当たり〇・二レントゲンであった。ICXRPも一九三四年アメリカに追随した。

耐容線量一日〇・二レントゲンという数字は、ICXRPの勧告では一九五〇年まで一六年間変わらなかったが、アメリカの委員会は一九三六年、これを一日〇・一レントゲンと半分に引き下げた。この理由は、この頃、アメリカでは一MVを超える高エネルギーのX線が続々と使われ出したことにある。これら高エネルギーのX線は従来のX線に較べると透過性がよく、皮膚での線量を同じとすると身体内部の骨髄では二倍近い線量になるだろうと見積もられたためである。

こうした放射線傷害防止に向けての努力はいちじるしい効果を上げた。それは調査データにもでている。たとえばイギリスのコート・ブラウンら(一九五八)の研究では、一八九七年から一九五七年の六〇年間に死亡した放射線科医一三七七例の死因と死亡年齢を調べており、放射線傷害対策がしっかりしていなかった一九二〇年以前に放射線業務をはじめた人たちでは皮膚がん、膵臓がんおよび白血病による死亡が有意に多かったのに対して、一九二一年以後に放射線業務の道に入った人たちではがん、白血病のいずれも発生率は普通の人と変わらず、全体としての寿命も短くなった徴候は認められない。同様な調査結果はアメリカでもでている。

## 2 夜光時計の文字盤工場で

原子力の利用がはじまるまでの放射線のもう一人の主役はラジウムである。ラジウムは貴重であったので密封して使うことが多く、その場合はX線と同じような皮膚傷害に気をつける必要があった。しかし密封しないで使ったとき、そうとは知らずにラジウムが体内に入って、X線とは全く違ったタイプの傷害が発生した。

**ラジウム・ジョー**

蛍光塗料の中に少量のラジウムを混ぜておくと、ラジウムからのアルファ線が蛍光塗料を刺激して発光する。この現象を利用して夜光時計の文字盤をつくる工場が、一九〇八年から一九二〇年代にかけて、アメリカのニュージャージー州、イリノイ州、コネチカット州などにあった。一九二〇年代半ばになって、これらの工場で蛍光塗料を文字盤に塗る仕事をしていた女性(ダイヤル・ペインターと呼ばれる)の間にある種独特な病気が多発していることがわかった。

その一つは下顎骨あるいは上顎骨の〝骨髄炎〟で、最初の患者が発見されたのは一九二三年秋のことだという。発見者のブルム(一九二四)はこの骨髄炎ないし骨壊死はラジウムによって起こったものであるとし、ラジウム・ジョー(Radium Jaw)という名をつけた。

その後まもなく、これとは別種の疾患も夜光塗料工場の従業員の中に多発していることが発見された。一九二五年マートランドら（一九二九）は「貧血」という診断で死亡した従業員を解剖する機会を得て種々な検査をおこなった結果、これが体内に沈着したラジウムによる慢性骨髄障害によるものであろうと結論している。彼らは同時に、ラジウムが体内に入った径路も追求し、文字盤に蛍光塗料を塗るのに小さい筆を用い、唇で筆の穂先をそろえていたところから、筆先についたごく微量が毎日少量ずつ嚥下されたものであろうと推定した。嚥下されたラジウムは大部分は排泄されてしまうが、不幸にも一％弱は吸収されて、不溶性の硫化物の形で骨に蓄積し、長年の間に放射線傷害をひき起こすことになったものである。

マートランドはその後も精力的に研究を続け、一九三一年までには〝顎骨の壊死〟〝貧血〟〝骨肉腫〟などの診断名でニュージャージー工場関係の化学者、女子工員一八名が死亡していることを報告している。なかでも骨肉腫は、放射線骨炎が起こっている部位に発生し、その発生率は二七％にもおよんでいることがわかった。

**内部被曝の障害対策**

この悲劇は、ラジウムのような放射性核種については、X線とは別の放射線安全対策が必要であることを示していた。X線の場合は体外から放射線を浴びたものであり、今度のはラジウムが体内に入って内部から放射線を浴びるのである。体内にどのくらいのラジウムが入ると障害を起こすのか。

そこでダイヤル・ペインターの体内ラジウム量を測定する技術（呼気試験やホールボディカウン

タなど)が開発され、それを用いて測った体内残留量と放射線傷害発生との関係が調べられた。その結果、体内残留量が〇・五マイクロキュリー以下の七人には障害がなく、一・二から二三マイクロキュリーの二〇人には障害が見られた。このデータをもとに米国国立標準局(NBS、現在のNIST)や米国放射線防護委員会(NCRP)は、ラジウムの体内摂取に関する防護基準をつくった。一九四一年に決められたその値は、事実上障害がない体内残留量の上限値一マイクロキュリーに、安全係数一〇分の一を掛けた〇・一マイクロキュリーである。

## 3 原子力時代の放射線事故

**登録されている被曝事故**

テネシー州オークリッジに放射線緊急時支援センター/訓練所(REAC/TS)という組織がある。ここは放射線事故が発生した場合の支援センターであるが、ふだんは放射線事故管理に関する教育訓練をおこなっている。また放射線事故登録も仕事にしていて、一九四〇年頃から現在にいたるまでの事故の記録があり、これは全世界の主な放射線事故に関する医学データベースになっていて、一九九三年九月現在で、一三六七件、一四万一〇〇〇人を若干超える人々が登録されている。もっともこのデータベースは米国以外の事故は全部はカバーしていない。また、一三六七件の事故登録のうち九〇五件がゼロ線量の事故に分類されているから、放射線事故として援助を求めてくるもののうち本当に放射線に関係があるのは半分に満たないようである。

これら事故被曝のうち、REAC／TSが「有意な被曝」としているのは、次のどれかの基準を満たしたものである。
(1)骨髄、生殖腺をはじめとする全身に二五〇ミリシーベルトを超える照射を受けた場合
(2)全身または手足の皮膚に六〇〇〇ミリシーベルトを超える照射を受けた場合
(3)外部照射に限るが、骨髄あるいは生殖腺以外の組織・臓器に七五〇ミリシーベルトを超える照射を受けた場合
(4)米国放射線防護測定委員会が規定している最大臓器負荷線量の半分を超える体内沈着がある場合
(5)治療目的で放射性物質を投与したり放射線を照射するのに誤っておこない、この誤った投与ないし照射によって上記の条件のいずれか、あるいはいくつかの条件の組み合わさった状態がもたらされた場合
ただしここでいう有意な被曝は必ずしも深刻な医学的影響を意味しているのではない。たとえば、骨髄、生殖腺をはじめとする全身に二五〇ミリシーベルトの照射を受けたとしても、その程度の線量では、臨床症状はでない。

## 放射線事故はどのくらい起きているか

図4-1は、REAC/TSのデータで、一九四〇年から一九九三年九月までの間の世界における有意な放射線事故を臨界事故、放射線装置の事故、放射性核種の事故の三つに分けて年次変化を見たものである。

臨界事故は合計一八、うち臨界集合体関連で六、原子炉で七、化学処理で五となっている。全体の数は多くない。まとまって起きているのは一九四五年から一九六七年までで、これはこの期間、核兵器の研究開発がおこなわれていたためである。その後は比較的長い間事故はなかったが、一九八〇年代半ばアルゼンチンのブエノスアイレスにある原子炉とチェルノブイリの原子炉で臨界事故が発生している。また、この統計よりあとの話であるが、一九九九年には日本の東海村の化学処理施設で臨界事故が発生した。

放射線発生装置関係の事故は合計二六九。これはきわめて多く、登録総数三六四のうちの三分の二を超える。中でも非破壊検査に用いる密封線源の事故は全体の半分にあたる一八〇件となっている。これは、世界的に見れば、石油探査や石油精製施設の建設に伴うものが多いようである。装置関連ではほかに、X線装置によるもの六七、加速器によるもの二一、レーダー発生器によるもの一がある。このタイプの事故は一九四四年から一定の割合で増加を続け、一九七〇年以降、各五年ごとで四〇―五〇件とプラトーの状態になっている。なお最後の期間が低くなっているが、これはデータが九三年九月までのせいである。

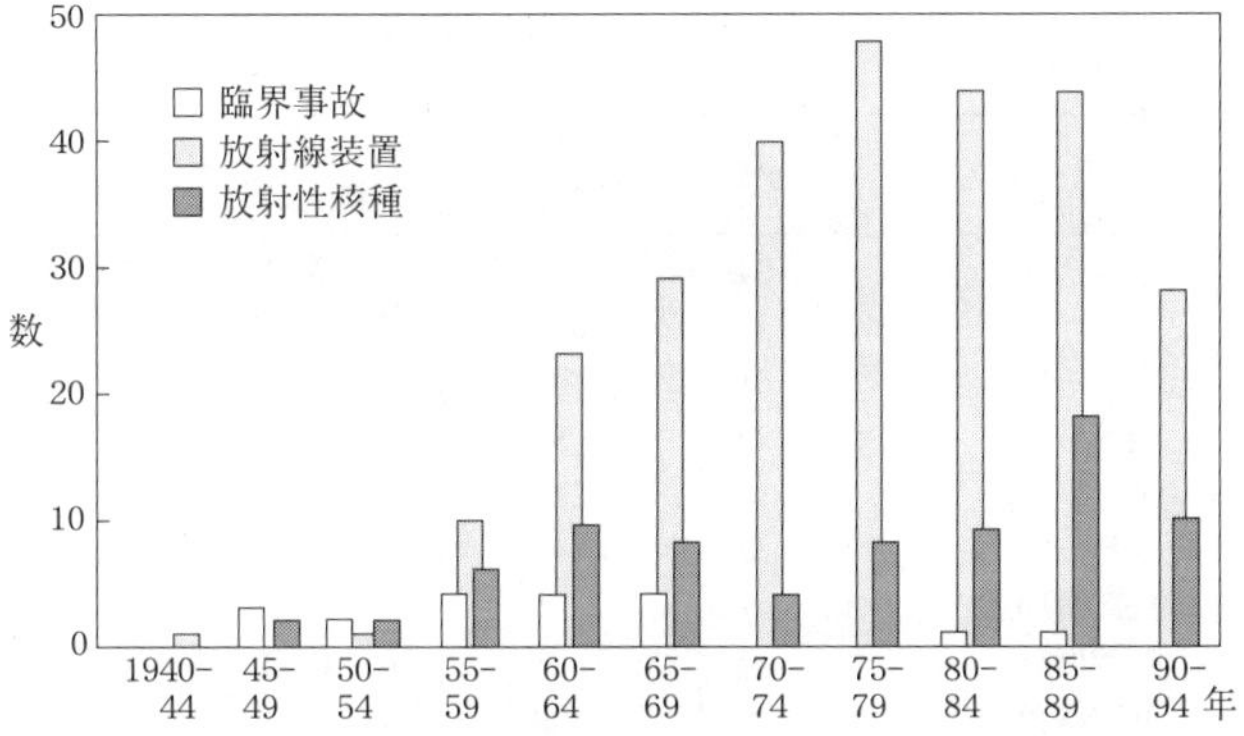


（リックス，R. C.『放射線科学』38: 102, 1995）

図 4-1　世界の主な放射線事故の年次変化

放射性核種が関係する事故は合計七七、うち超ウラン元素で二六、トリチウムで一、核分裂生成物で一〇、ラジウムで二、診療で二六、その他が一二となっている。これはかなり一定した頻度で起こっている。

**どんな様式の被曝をしているか**

さきにX線による外部被曝（1節）とラジウムによる内部被曝（2節）の例を示したが、放射線を体外から浴びるのと体内に取り込んだ放射性核種から浴びるのとではだいぶ様子が違う。また体外から浴びるにしても、全身に浴びるのと体の一部（たとえば四肢だけとか皮膚だけ）に浴びるのとでも違う。そこでこれらの組み合わせでいくつかの被曝様式があり、表4-1のように分類されている。

なお、非放射線の四というのは事故時に受けた

表 4-1　世界の主な放射線事故，被曝様式に基づく分類 (1944–93 年 9 月)

| タイプ | 事故数 | 基準線量以上の被曝者数 | 死亡者数 (米国における数字) |
|---|---|---|---|
| 全　身 | 64 | 162 | 20 (2) |
| 局　所 | 194 | 379 | 34 (12) |
| 全身＋局所 | 51 | 69 | 13 (4) |
| 内部被曝 | 59 | 83 | 8 (8) |
| 全身＋局所＋内部 | 5 | 212 | 22 |
| 全身＋内部 | 3 | 1,142 | 11 |
| 内部＋局所 | 1 | 1 | — |
| 非放射線 | 4 | — | 8 (4) |
| 放射線 RX | — | 759 | — |
| 合　計 | | | 116 (30) |

(リックス，R. C.『放射線科学』38: 102, 1995)

外傷で即死したものである。また放射線RXの七五九というのは、放射線治療に関連した過剰被曝者数である。照射予定の放射線量を誤るか、あるいは投与すべき放射性物質の量か質を誤り、その結果として被曝線量が、上述の基準線量を超えたものである。

この表で見ると、事故数で多いのは順に、(1)局所外部被曝、(2)全身外部被曝、(3)内部被曝単独、(4)全身＋局所の外部被曝である。

被曝者数で多いのは、(1)全身外部被曝＋内部被曝、(2)放射線治療、(3)局所外部被曝、(4)全身＋局所の外部被曝を受けたほか内部被曝を受けたもの、(5)全身外部被曝である。

## 4　チェルノブイリの原子炉事故に見る放射線傷害

**事故の発生と経過**

チェルノブイリの原子炉事故の発生と経過については、ソ連の原子力利用委員会が一九八六年八月ウィーンで開かれた国際原子力機関（ＩＡＥＡ）の専門家会議に提出した報告書を見ておこう（放射能の単位は原文のままキュリーにしてある）。

ウクライナ共和国の首都キエフの北一三〇㎞に、チェルノブイリ原子力発電所がある。その四号炉で一九八六年四月二六日午前一時二三分（現地時間）、事故が発生した。ソ連の解析によると一時二三分四四秒に出力は定格の約一〇〇倍となり、その結果、多量の蒸気が発生し、燃料が過熱されて溶融破損し、冷却材が急激に沸騰し、燃料チャンネル内の圧力が急上昇し、燃料チャンネルが破損した。

一時二四分頃、二―三秒の間隔で爆発が二回発生した。爆発で圧力管と原子炉上部の構造物が破壊され、また燃料および黒鉛ブロックの一部が飛散した。この間に原子炉は停止したが、炉心から吹き上げられた火の粉が施設の屋根に落ち、三〇カ所以上から火災が発生した。それとともに多量の放射性物質が環境へ放出された。

事故発生直後の一時三〇分には原子力発電所防衛消防隊が出動し、五時までに火災は鎮火した。この事故での犠牲者の大多数はこの消火活動に従事した人である。

炉心部の温度はその後も下がらず放射性物質は引き続いて環境へ放出された。その量は四月二六日の一二・〇メガキュリー(五月六日時点に減衰補正した値、以下同じ)から翌日の四・〇メガキュリーと次第に減って四月三〇日、五月一日の二・〇メガキュリーを底にその後また増えて五月五日には八・〇メガキュリーになった。しかし種々な対策の結果、炉心の温度が下がり、放射性物質の放出も五月六日には〇・一メガキュリーとなり、その後ほとんどなくなった。

## 誰がどんな放射線を浴びたか

この事故で起きた人体傷害については、診療に当たったグループの責任者グスコヴァが国連科学委員会一九八八年報告書に書いたものを見てみよう。

爆発時に原子炉サイトにいた人(発電所の係員および補助スタッフ)は濃い放射性ガスをもろにかぶり大量に被曝した。ただし、放射性ガスの吸入による大量の内部被曝は二例だけで、あとはガンマ線による比較的均一な全身照射と、ベータ線による非常に広い範囲の皮膚の局所照射である。したがって臨床症状の中心は、ガンマ線全身照射による急性放射線症とベータ線照射による広範な放射線火傷であった。

一九八六年四月二六日の早朝に原子炉サイトに入った人で傷害を受けたのは総計二〇三名。うち一一五名は二日目からモスクワの特別治療センターで治療した。ほかに、第二度急性放射線症の症状があった一二名と第四度急性放射線症の一名はキエフの病院で治療した。

発電所の医療班は、事故発生後一〇—一五分に事故の報告を受け、三〇—四〇分後から三—六時間後まで初期医療をおこなった。初期医療とは、サイトからの退避、簡単な治療、制吐剤や安定剤、心臓薬の投与、ヨード・カリ剤の配付、初期症状がはっきりしている人を医療機関へ送る、などである。

## 初期医療—入院が必要な人を決める

最初の一二時間に一三二名が入院した。ひどい熱火傷を負った一名は一時間後に死亡した。破壊された高放射能区域で勤務していたもう一人(原子炉運転員)は行方不明になった。

一二時間後までに緊急事態専門チームが到着して活動を開始した。事故後一二—二四時間には、健康状態のよい人にも医療機関で検査を受けるように勧めた。このチームはサイトの医療班と協力して、三六時間のうちに三五〇名以上を診察し、その人たちの血液約一〇〇〇サンプルを検査した。ヨード・カリ剤の投与は継続しておこなった。

最初の三日間に、二九九名の急性放射線症の疑いのある患者が、モスクワの特別治療センターとキエフの病院に収容された。その後数日間にさらに二百余名が検査入院した。入院させるかどうかは、吐き気・嘔吐が生じた時期と程度、皮膚や粘膜の初期紅斑が生じた時期と程度、被曝後一日以内に末梢血リンパ球数が一リットル当たり$1\times10^9$に減少したか否かで判断した。

最初の二日間にモスクワの特別治療センターに入院した一二八名のうち九九名(消防士、四号炉の運転員、タービン室の係員、補助員)と、その後三日間に入院した七四名のうち六名が急性放射線症と確定診断された。その後さらに一〇名が軽症急性放射線症と診断された。病院では、患者の汚染の有無を再度検査し、必要な場合は除染措置(普通の石鹼を使って体を洗い、シャワーを浴び、下着を換える)をした。

**治療**　治療の基本は感染症対策と血球の補充輸血である。回復困難な骨髄抑制が起きると予測された症例では、骨髄移植やヒト胎児肝細胞の移植をおこなった。

これらの中で有効であったという感染症対策を見ると、次のようなことがおこなわれている。二度以上の骨髄症候群の患者は、ひとり一人普通病室に入院させた。ただし、以下の注意を払った。(a)隔離看護、(b)紫外線ランプによる空気の殺菌、(c)付添いが入・退室する際に必ず手の除菌操作をする、(d)個人個人のガウンあるいはディスポーザブル・ガウン、マスク、帽子を強制的に使わせる、(e)履物の殺菌、(f)患者の下着を最低一日一回は取り替える、(g)病室の壁、床、および使用器具を殺菌剤でふく、(h)各患者ごとに滅菌した看護器材を部屋に準備する。これらの方法によって、病室の空中細菌数を一立方メートル当たり五〇〇以下に保つことが可能になった。生野菜、果物、缶詰を除いて、普通の食事を出した。

無顆粒球症が発症する一—三週前より、内因性の感染予防のためにビセプトール四八〇を六錠、ニスタチン六万単位を経口的に投与した。発熱がはじまったら、二、三種類の広スペクトル抗生物質の静脈注射をおこなった。

単純ヘルペスの感染が、三度、四度の急性放射線症患者の三分の一以上の症例で見られた。これらの患者に対し、今回初めてアシクロビルの治療をおこない、よい効果があった。

上記の感染症対策は大変有効であった。これは、重症な急性放射線症の患者でも細菌感染で亡くなった例がなかったことからもわかる。ただし、火傷、放射線腸炎、あるいは骨髄移植後の二次的な症候群の合併例に対しては効果がなかった。

**死因**　死因のうち最も重要なのは皮膚傷害であった。死亡例の三分の二は、生命を脅かすほどの広さに、重度の放射線火傷と熱火傷を受けていた。皮膚傷害それ自体が死因となった例(放射線腸炎や不可逆的な骨髄抑制がなかった例)が五例ある。この人たちは、第一〇病日から第九六病日の間に亡くなった。(なお、病日というのは発病初日を第一日と数える。)

第二四病日までに一九例(六五%)が亡くなった。うち一〇例はガンマ線線量として一〇グレイ以上被曝し、死因は皮膚と腸の傷害である。四例で急性放射線肺傷害が見られ(線量は八・三―九・七グレイ)、うち二例は重度の皮膚傷害を負っていた。二例は、熱・放射線混合火傷のため亡くなった(線量は三・七および五・七グレイ)。一例(線量は約六グレイ)は、造血の回復がはじまった時期に、重症の火傷のために亡くなった。以上のうち三例はマイコバクテリアによる敗血症で亡くなった。このほか一例(線量約五・五グレイ)はカテーテル挿入時の鎖骨下静脈損傷で死亡し、また他の一例(線量約四・七グレイ)は輸血後ショックで亡くなった。

第二五病日から第四八病日の間に六名が亡くなった。うち二例（六・七、五・八グレイ）はほぼ全身に皮膚傷害があり、直接死因は重度の呼吸不全と脳浮腫であった。死亡時、骨髄は大分回復していた。一例（六・四グレイ）は重症な移植片対宿主反応（注参照）があった。第三四病日に呼吸不全および腎不全のため死亡した一例（約四・四グレイ）においても、HLA不適合骨髄移植と、移植後の免疫抑制剤サイクロスポリンおよびメソトレキセートの使用が死因となったと思われる。他の二例（約六・六および八・三グレイ）は、重度の中毒症と呼吸不全のため亡くなった。これら六例の大部分に、著明な循環障害が肺、腸管、脳、心臓に認められた。

比較的後期の第八八から第九六病日の間に三例が亡くなった。一例（七・五グレイ）はサイトメガロウイルス感染を合併した移植片対宿主病のために亡くなった。サイトメガロウイルス感染は他の一例（一〇・一グレイ）でも死因となった。一名の女性患者（四・一グレイ）は、腎・肝不全および限局性のマイコプラズマ感染（肺）を背景に、脳血管障害のために亡くなった。この例はベータ線による皮膚傷害が体表面積の三分の一におよんでおり、皮下組織の浮腫を伴う重症紅斑の再発をくりかえしていた。

注　移植片対宿主反応とは、輸血用血液中のリンパ球が輸血を受けた患者の体内で増殖して患者の体組織を攻撃する反応である。ほとんどが輸血から一カ月以内に死亡。治療法はない。輸血血液にあらかじめ一五―五〇グレイの放射線を照射してリンパ球を不活化しておくと、この病気は予防できる。

## 5　一般人に起きた放射線傷害

放射線とかかわりのない人が、放射線と関係ない場所で、放射線による健康被害を受け、死者まででたことがある。ブラジルの首都ブラジリアから南西約二五〇km、人口一〇〇万の農産物集散地、ゴイアニアで起きた事故がその一つである。

**ゴイアニアの事故**

この事件は、一九八七年九月、ゴイアニア市内の廃院となっていた病院から放射線治療用照射装置(中にセシウム137が一三七五キュリー入っていた)が盗まれたことからはじまる。盗み出された密封線源は解体され、数多くの人の手に渡って被曝させ、広い範囲に汚染を起こした。この事故については中島敏行のくわしい報告(一九八八、八九)があるので、それをなぞりながら紹介しよう。

**二人の泥棒**

一九八七年九月一〇日、ロベルト(二二歳)は廃院となった建物にすごく貴重な器械が残されているとの噂を聞きつけ、弟分のワグネル(一九歳)と一緒に盗みに入った。九月一三日になって照射台から線源の入った回転照射体の部分を取り外すのに成功し、手押し車に載せて五〇〇m離れたロベルトの家にもち帰った。

一三日にはワグネルもロベルトも気分が悪く吐き気があった。翌一四日にはワグネルは下痢とめまいがあり、右の手と手首が腫れた。一五日、医者に診てもらい、手の腫れやめまいは食あたりによるアレルギーと診断された。(このあと二三日ワグネルはサンタ・リタ病院に入院し、二七日には皮膚の炎症が風土病によるものと思われて風土病病院に転院した。)

盗んできた回転照射体部分はロベルトの庭のマンゴーの木の根元に転がしておいてあった。一八日ロベルトは回転照射体から線源部分を取り外した。そのときドライバーの先で、ステンレスの線源容器に穴をあけてしまった。覗いてみると火薬のようなものが見えた。(一〇月二日の測定でマンゴーの根元の汚染は高さ一mの位置で一時間あたり線量率一・一グレイであった。ロベルトの家と庭は汚染がひどく、後日、家と表土は撤去された。)

**青白く光る宝物**

回転照射体は、一八日のうちに廃品回収業のデバール(三六歳)に売りとばされ、ロベルトとワグネルとデバールの使用人エテルノ(三五歳)とが荷車でデバールの家のガレージに運び込んだ。その夜デバールが品物を見に行ったところ、暗いガレージの中で青白く光っていた。デバールはこれは貴重なものだと思い、家の中に運び込んだ。

次の日から三日間、この珍しい物を見に近所の人や知人、親類縁者がデバールの家にやってきた。この間じゅうデバールと妻のマリア(三八歳)は宝物のそばについていた。二一日、マリアは吐き気と下痢で近くの病院へいった。診断はワグネルのときと同じだった。マリアの具合が悪いと聞いた姉マリア・アブリュウは妹の家へきて、二日間、妹の世話をした。この家で姉は二七〇マイクロキュリーの放射能汚染をし、それを知らずに、自分の家へ帰った。（マリアは五・七グレイを浴び、後に死亡した。夫のデバールは七・〇グレイを浴びたが生き残った。マリア・アブリュウは四・三グレイ、一時危険な状態になったが助かった。）

九月二二―二四日、デバールの雇い人イスラエル（二二歳）とアドミルソン（一八歳）は回転照射体から鉛を溶かし出す作業をし、それぞれ四・五グレイと五・三グレイ浴びた。二四日にはデバールの兄イヴォ（四〇歳、廃品回収業者）が訪ねてき、珍しいものの一部をもらって家にもち帰った。食事の間それをテーブル上に置き、家族中で見ていた。彼の六歳の娘レイデはサンドイッチを食べながらその宝物を楽しそうにいじっていた。（レイデは二七ミリキュリーのセシウム137を取り込み、六・〇グレイ被曝して死亡。）

二五日、デバールは鉛を溶かした残りをヨアキムという第三の廃品回収業者に渡した。

九月二八日になってマリアは、災厄の原因は夫がもち込んだ青白い光を出すものだと確信した。そこで彼女は雇人のゲラルド（二一歳）を連れて第三の廃品回収業者のところに行き、線源装置（二五kg）をもらい、これをプラスチックバッグに入れてゲラルドにもたせ、バスでゴイアニア公衆健康局へ行った。ゲラルドはバッグを肩に載せ運んだ。マリアは線源を公衆健康局の医師パウロ・モンテイロの机の上に置き、これが家族の者を殺していると訴えた。（ゲラルドは肩に放射線による火傷を受けた。全身線量は二・九グレイ、二・七ミリキュリーの取り込みが認められた。）パウロ医師は机上のプラスチックバッグを外壁のところにあった腰掛けの上に移し、助けを求めて市の公衆衛生部に連絡した。

### 臨床検査のデータから放射線被曝を疑う

同じ二八日、一〇人の患者が入院した風土病病院では、医師アロンゾ・モンテイロがいくつかの臨床検査のデータから症状は放射線被曝によるものと確信し、物理学者の援助を求めてゴヤス州環境局に連絡した。担当官は、知り合いの医学物理学者ワルター・フェレイラが休暇でゴイアニアに来ていることを知っていて、彼に連絡した。ワルターは核燃料公社の事務所から鉱物探査用の線量率モニターを借り、公衆健康局でスイッチを入れると針が振り切れた。ワルターはメータが壊れていると思い、別のモニターをもって戻ってきた。今度は核燃料公社をでたときからスイッチを入れ、様子を見ながら公衆健康局に近づくとまたモニターは大きな値を示した。そこで何かとてつもなく大きな放射線源が剥き出しになって置かれていると確信した。これが二九日一〇時二〇分のことである。

それからワルターとパウロ医師は現地に出向き、強い放射能汚染が広範囲にわたっていることを知り、一三時〇〇分、二人はゴヤス州保健局の事務所に行って事態を知らせた。

### 汚染チェックと被曝者の治療

ブラジル原子力委員会は、オリンピックスタジアムで約一一万二八〇〇人の市民の汚染検査をおこなった。うち、汚染をしていた者は二四九人、このうち一二〇名は着衣と履き物の汚染で、残り一二九名が内部および外部汚染であった。被曝した線量は、五六人が〇・五グレイ以上、うち一九人が一グレイ以上四グレイ未満、八人が四グレイ以上あり、七グレイを超える人はいなかったとされる。

四九人が入院し、うち二一名は集中治療が必要であった。専門家の判断で一九八七年一〇月一日には、重症者六名を特殊施設のあるリオデジャネイロの海軍病院に転院させた。被曝者のうち四名死亡、一名は片腕を切除した。死亡者四名のうち一名は六歳の少女である。

それ以外の入院患者はプルシアン・ブルーを飲んで汚染除去した後、全員が退院した。なおプルシアン・ブルーは、体内に取り込まれたセシウムを除去する薬である。

**除染活動**　汚染拡大防止のため、自動車とヘリコプターを使って汚染のひどい地域を調べ出し、警察、軍隊による立入り制限をおこなった。線源の破壊後一八日の時点で照射線量率が最も高かったところでは、地表上一mで一一〇レントゲン/時間、地表面近くで二〇〇レントゲン/時間であった。一〇マイクロシーベルト/時間以上のところを汚染区域とした。高汚染区域の家は撤去し、土を二五cmから二m近く入れ替えたところもある。汚染した動植物も廃棄物として処理された。飛散したセシウム137一三五〇キュリーのうち約一二〇〇キュリーが回収されたという。

事故で生じた廃棄物は、IAEAの輸送基準にしたがってゴイアニアから約二五km離れたアバディアデゴアスの一時保管施設にトラックで輸送された。保管場所は広大な赤土の平原で人家はほとんど見当たらない場所にあり、有刺鉄線で周囲を囲み、高い見張り台を二カ所に設け、軍隊による監視がおこなわれている。

**事故はくりかえされる**

ゴイアニアの事故と同じパターンの事故は、一九八三年のメキシコでも起きている。やはり閉鎖された病院からコバルト60線源が盗み出され、スクラップ業者に鉄くずとして売られ、そのくず鉄を混ぜて造ったスチールが汚染した。この事故が発見されたきっかけは、汚染スチールでつくられた製品を積載したトラックがメキシコをでて、米国ニューメキシコ州のロスアラモス国立研究所の近辺を通りかかって放射能モニター網にひっかかったためという。この事故では約一〇〇〇人が被曝し、うち七人は三—七グレイの線量を被曝したが、死者はでなかった(UN九三B—七〇、UN八八本文一七三)。

密封線源が解体されなかったので放射能汚染は生じなかったが、本質的には同じ例がほかにもある。その一つは一九七一年、日本の千葉で起きた。造船所で溶接点の放射線撮影をするのに用いた五・三キュリーのイリジウム192線源が地面に落ち、下請けの青年がそれを拾って家へもって帰った。この事故では六人が被曝したが、死者はなかった。一九八四年モロッコの事故も同じで、建築現場で使ったイリジウム192の線源が地面に落ち、通行人がこれを見つけて家へもち帰った。八—二五グレイの被曝により八人(家族全員)が死亡した(UN九三B—七一)。

## 6　放射線症と放射線火傷

放射線傷害が起きた具体例四つを選んでやや詳しく見てきたが、この節では放射線傷害のなかでも実務的に重要な放射線症と放射線火傷についてまとめておこう。そのため、国際原子力機関(IAEA)が出した文書「放射線傷害の診断と治療」(一九九八)を、ごく一部ではあるが、覗くことにする。

**放射線症の重症度と被曝線量**

さて、LD五〇／六〇という専門用語がある。放射線を被曝した人たちのうち半分(五〇%)が六〇日以内に死亡する線量(lethal dose)で、半数致死量ともいう。半数致死量は被曝後にどういう医療を受けたかによって大分変わる。治療を全く受けられなかった広島・長崎では三・〇グレイくらい、低くいう人は二・〇グレイくらいと見積もられていたが、チェルノブイリでは、本章4節で見たように、二・〇—三・五グレイの被曝なら助かっていて、半数致死量は六グレイ以上であったとされる。

放射線症の重症度はおよそのところ被曝線量で決まる。IAEAは被曝線量による実用的な分類を示している(表4-2)。一グレイ以下では異常はない。もしあったとしても問題にするほどのものではないとし、一グレイを超え二グレイ未満の放射線症を軽症、二—四グレイを中等症、四—六グレイを重症、六—八グレイを非常に重症、八グレイ以上を致死的としている。

一グレイを超え二グレイ未満は、白血球(好中球)が被曝後一〇日くらいまでに約一〇分の一に、さらに一カ月半後には一〇〇分の一くらいになることがあるが二カ月くらいで回復する。一カ月間外来で観察、となっている。

| 4-6 グレイ | 6-8 グレイ | 8 グレイ以上 |
|---|---|---|
| 1 時間以内 | 30 分以内 | 10 分以内 |
| 軽 3-8 時間後 | 重 1-3 時間後 | 重 1 時間以内 |
| 中 4-24 時間 | 重 3-4 時間後 | 重 1-2 時間後 |
| 正常 | 障害あることも | 意識喪失 |
| 1-2 時間後発熱 | 1 時間内に高熱 | 1 時間内に高熱 |
| 0.3-0.5G/L | 0.1-0.3G/L | 0.0-0.1G/L |
| 重症 | 非常に重症 | 致死的 |
| 専門病院入院 | 専門病院入院 | 姑息的治療 |
| 8-18 日 | 7 日以内 | 3 日以内 |
| 高熱, 感染, 出血, 脱毛 | 高熱, 下痢, 嘔吐, めまい・見当識喪失, 血圧低下 | 高熱, 下痢, 意識喪失 |
| 20-70% | 50-100% | 100% |
| 4-8 週後 | 1-2 週後 | 1-2 週 |

中等症以上はいずれも無菌室へ入院して専門的な治療が必要になるが、ここではその内容には触れない。

## 前駆症状から線量を推定する

放射線事故がほかの事故と最も違う点は、事故直後の患者の状態である。たとえば交通事故では事故直後に無惨な状態になるのに、放射線事故ではすぐには何事もない。数時間の後にちょっとした症状(前駆症状)があり、続いてしばらくの間平穏な時期(潜伏期)があり、

表 4-2　被曝線量と急性放射線症

| 被曝線量 | 0.1–1 グレイ | 1–2 グレイ | 2–4 グレイ |
|---|---|---|---|
| 前駆症状　嘔吐 | なし | 2 時間以降 | 1–2 時間後 |
| 前駆症状　下痢 | なし | なし | なし |
| 前駆症状　頭痛 | なし | 軽微 | 軽 |
| 前駆症状　意識 | 正常 | 正常 | 正常 |
| 前駆症状　体温 | 正常 | 正常 | 1–3 時間後微熱 |
| リンパ球数* | 1.5–2.5G/L** | 0.8–1.5G/L | 0.5–0.8G/L |
| 重症度 | 臨床以前 | 軽症 | 中等症 |
| 医学的対応 | (−) | 外来で 1 月観察 | 総合病院入院 |
| 急性症状出現 | (−) | 30 日以後 | 18–28 日 |
| 主要症状 | (−) | 倦怠，疲労 | 発熱，感染，出血，衰弱，脱毛 |
| 致死率*** | (−) | (−) | 0–50% |
| 死亡時期*** | (−) | (−) | 6–8 週後 |

*被曝後 6 日の値
**G/L：1 リットル当たり 10 億個(1mm$^3$ 当たり 1000 個)
***治療内容により，致死率・死亡時期は変わる．
(IAEA, Safety, Reports Series, No. 2, "Diagnosis and Treatment of Radiation Injuries", 1998 の表 8, 9, 10, 11, 12 から抜粋)

本格的な放射線症はその後にでてくる。そこで事故後数時間以内にでてくる前駆症状を手がかりに被曝線量を推定し、それを基にやがて現われてくる放射線症の重症度を予測して、準備態勢を整えたり、その時必要になる医療に適した医療施設に患者を移送したりということが可能である。それがまた重要でもある。

「前駆症状がいつどの程度に起こるか」を観察して線量を推定し、やがて現われてくる放射線症の重症度を予測する方法は、チェルノブイリの事故の経験で大分形が整った。

注目すべき前駆症状は嘔吐、下痢、頭痛、意識の程度、体温の五つ。

このうち嘔吐は、一―二グレイで二時間以降に、二―四グレイで一―二時間の間に、四―六グレイで一時間以内に、六―八グレイで三〇分以内に、八グレイ以上では一〇分以内にある。

下痢は、四―六グレイから起こりはじめ、六―八グレイでは重度のものが一―三時間の間に一割以上の人に、八グレイ以上では全員に見られる。

頭痛は、四グレイ以下でも軽いものが見られることがあるが、四―六グレイでは中等度のものが四―二四時間の間に、六―八グレイでは重度のものが三―四時間の間に大部分の人に、八グレイ以上では重度のものが一―二時間の間に大部分の人で起きる。

意識は、六―八グレイでも多少影響されることがあり、八グレイ以上では意識を喪失することもある。体温は、二―四グレイで一―三時間の間に微熱がでる。四―六グレイでは、一―二時間の間に発熱する。六グレイ以上では、一時間以内に高熱を出す。前駆症状とされるこれらの症状は、事故時には被曝しない人でも精神神経反応としてしばしば起こるので、本人や現場が混乱することもあるが、この二つは血液検査、環境の線量測定ではっきり区別できる。

実例をあげると、一九九九年九月三〇日に起きた東海村ウラン加工工場臨界事故で、三名の被曝者を受けいれた放射線医学総合研究所では次のような推定をしている。「O氏は、被曝当日の三八・五度の高熱により六グレイ当量以上の被曝が、一〇分以内の嘔吐、一時間以内の下痢、意識喪失などから八グレイ当量以上の被曝が推定される。一方、S氏は、被曝当日の三八・五度の高熱から六グレイ当量以上の被曝が、一時間前後の嘔吐、下痢なしより四―六グレイ当量の被曝が疑われた。Y氏は、ヘリコプター搬送中に軽度の吐き気を覚えたほかは前駆症状らしきものが無いことより、四グレイ当量以下の被曝と考えられた」

注　なおここにでてきたグレイ当量という単位は、中性線をガンマ線に換算して全体をガンマ線とするとグレイと同等どいう意味である。実効線量のシーベルトと似ているが、違いについては第二章5節を見てください。

もう少し後になれば、血液成分の減少カーブからの線量推定も、染色体分析による線量推定も、あるいは種々な物理的な線量推定も結果がでてくるわけであるが、事故初期のこの情報は患者をどの病院へ送るかなどの判断に非常に役に立つ。

### 放射線火傷の程度と経過

放射線火傷の程度は、被曝線量が多くなるにつれ脱毛、紅斑、乾性落屑、湿性落屑、壊死と、順次ひどくなる。

脱毛は被曝線量が約三―四グレイを超えるあたりから起き、その時期は線量に関係なく、事故後およそ二―三週間である。七グレイまでの線量では、毛髪はやがてまた生えてくるが、これを超えると脱毛は永続的となる。

中程度の被曝では、事故の二―三時間以内に紅斑が生じ、ほんの数時間つづいて消える。これは一過性紅斑と呼ばれ、照射を受けた上皮細胞がヒスタミン様物質を放出するために起こる毛細血管の拡張によるものである。その二―四週間後に、もっと濃く、もっと長時間続く紅斑のくりかえしが一回から数回現われ、これは固定紅斑と呼ばれる。

スウェーデンのストランドキスト(一九四四)の研究によると、一回照射に換算して、紅斑がでるのが一〇グレイ、湿性落屑二〇グレイ、壊死三〇グレイである。もっともこうした線量は、体の場所によって、またどのくらいの面積が照射されたかでも違う。ストランドキストの数字は顔面や頭皮に生じた皮膚がんを三〇〇例近く治療した際に得られたデータを整理したもので、照射された面積は三〇―五〇平方センチメートルくらいが多いようである。

火傷自体のひどさと、その人全体として見た重症度は分けて考える。重症度は受傷面積と火傷の深さなどが関係するが、このあたりの話は普通の火傷と変わらない。なお、チェルノブイリのようにベータ線が中心の火傷の場合はX線・ガンマ線より皮下組織の障害が大きく、東海村ウラン加工工場臨界事故のように中性子成分が多いときには皮下脂肪に対する障害が大きい。これはそれぞれの放射線の体内での吸収のされ方を考えると当然である。

## 7 放射線傷害を心配しなくてすむ線量

読者はお気づきであったろうか。この章ではこれまで意識して放射線障害という語を避け、放射線傷害を用いてきた。それには次のような理由がある。

## 放射線障害を分類する

放射線を浴びた人にでる影響は、どこに浴びたか、どのくらい浴びたか等々により、重大さも、症状も、出現時期も、千変万化であるが、いくつかの分類法がある。

放射線を浴びた人が自分の将来の健康を考えたり、被曝者の救護に当たる人が目の前の被曝者に対処する際に便利なものとして時間経過による分類がある。この分類では被曝後割合早くでる早期影響と数年あるいはさらに後にでる晩発影響に二大別する。早期影響については前節で詳しく述べた。晩発影響としては、白内障とがん（白血病を含む）の二つだけを考えておけばよい。これ以外は全部早期影響である。

放射線障害の分類にはもう一つ別な観点からのものがある。それは放射線管理に関連したもので、国際放射線防護委員会（ＩＣＲＰ）は、「ちょっとでも浴びれば浴びた量に比例して害がある」という仮定が当てはめられるものを確率的影響、それとは対照的に「ある程度以上浴びなければでない」ものを確定的影響と称して、放射線の健康への影響を二つに区別している。

放射線の影響というと、ありとあらゆる「病気」が無闇やたらに降りかかってきそうな感じがするが、この分類でいう確率的影響に入るのは遺伝影響とがん（白血病を含む）だけである（第五章参照）。ほかにいくつも考えられる、放射線で起こりそうな病気や症状は全部確定的影響に分類されている。前節で述べた放射線症や放射線火傷のほか、白内障になる、不妊症になる、また最も心配されている胎児でいえば、奇形児になる、精神発達遅れになる、などはどれも確定的影響である。

**確定的影響を議論するときの線量**

放射線の「線量」も、確定的影響を考えるときと、確率的影響を議論するときは、同じものを使ってはうまくいかない。本書では、確定的影響を論じる場合は、問題になっている身体各部位の吸収線量(その部位が浴びる線量)を用いる。また、確率的影響を論ずる場合は、ICRPが一九九〇年にそれを目的にして定義した実効線量を用いる(理由は第六章3節で述べる)。単位は、吸収線量の場合はグレイ(Gy)か、その一〇〇〇分の一を表わすミリグレイ。実効線量の場合はシーベルト(Sv)か、その一〇〇〇分の一を表わすミリシーベルトを使う。

**確定的影響にはしきい値がある**

確定的影響には、次の二つの特徴がある。(1)被曝量がある値(しきい値)を超えて初めて影響がではじめる。逆にいえばこの値を超えなければその種の影響はでない。(2)しきい値を超えた場合、被曝量が増えれば増えるほどその影響の程度はひどくなる(放射線症や放射線火傷の例を思い出してください)。なお「しきい値」というのは、閾値《いきち》といったり、英語を使ってthresholdといったりもするが、これは部屋の区切りのあの「敷居」からきた言葉で、安全と危険を分ける境界の線量という意味である。考えて

表 4-3　確定的影響のしきい値(国際放射線防護委員会 1990 年勧告)

| | | |
|---|---|---|
| 大部分の組織 | 1 回照射される場合<br>何年間も放射線を受ける場合 | 数グレイ<br>年当たり約 0.5 グレイ |
| 生殖腺 | 一時的不妊(男性)<br>永久不妊(女性) | 1 回照射で 0.15 グレイ<br>急性照射で約 2.5–6 グレイ |
| 眼の水晶体 | 水晶体混濁(中性子線の場合はこの 1/2 ないし 1/3) | 急性照射で約 2–10 グレイ |
| 骨髄 | 造血機能低下 | 骨髄全体の急性照射で約 0.5 グレイ |

みれば、わたくしたちが普通に傷害と呼んでいるものは、みんな確定的影響の性質をもっている。だから、確定的影響だけを論じた本章では、ことさらに「放射線傷害」という言葉を使った。

確定的影響のしきい値について、ＩＣＲＰがあげているのは次のような数字である。

身体の大部分の部位は、放射線を一回に浴びた場合で、数グレイ。毎年毎年放射線を浴び続ける場合で、一年当たり〇・五グレイ。大人でしきい値が低い部位は、生殖腺、眼の水晶体、骨髄の三つ。中でも低いのは男性生殖腺で、一時的に不妊になるかどうかでみたその値は、〇・一五グレイである(表4-3)。

胎児は大人より放射線に弱いことが知られているが、その代表とされる奇形のしきい値は〇・一グレイである(表4-4)。(なお、これについては第六章4節の国連科学委員会報告書一九八六があげている数字も見てください。)

結論としては、胎児も含め、〇・一グレイ(一〇〇ミリグレイ)までの放射線なら確定的影響は心配しなくてよいといえる。

表 4-4　子宮内被曝時の確定的影響のしきい値（国際放射線防護委員会 1990 年勧告）

| | |
|---|---|
| 2 週以内（胚死） | 0.1 グレイ |
| 7 週以内（奇形） | 0.1 グレイ |
| 8–15 週（精神発達遅れ） | 0.1–0.2 グレイ |

## みなさんお困りでしょう

ＩＣＲＰがせっかく数字をあげて、しきい値は何々では〇・五グレイですとか、何々では〇・一グレイですといっても、多くの人はうまく利用できない。事故の時などに発表される線量は実効線量ミリシーベルトだけで、後は天下り的に心配ないというコメントがつくだけだからである。これではせっかくの情報も宝のもち腐れ。心配ないかどうか、自分で判断できない。

その場合、次のようにすると自分なりに判断できる。ミリシーベルトで発表された数字をそのままミリグレイと読み替え、後は位取りに注意してしきい値より大きいかどうか判断すればよい（こうすると一〇〇ミリシーベルトは一〇〇ミリグレイ＝〇・一グレイになる）。

こうした換算で間違いがないのは、次の二つの理由からである。

Ｘ線・ガンマ線だけの被曝の場合――実効線量はもともと吸収線量から計算で出すもので、全身に均等に一グレイ浴びたとき、一シーベルトになるように決めてある。事故にまきこまれた一般人の被曝は、ふつう均等被曝と考えてよいから一〇〇ミリシーベルトは一〇〇ミリグレイになる。そうでない場合も、胎児が皮膚など体の他の部分より特にたくさん浴びることは考えにくいから、一〇〇ミリシーベルトの時でも胎児の線量は〇・一グレイを超えないはずである。

中性子線を浴びた場合――この場合も全身均等被曝か体の一部分の被曝かという問題があるが、それはX線・ガンマ線と同じである。中性子線で違うのは、実効線量を出すとき、もう一つ放射線荷重係数というのを掛けてあることである。放射線荷重係数は確率的影響を評価するもので、その値は一般に、確定的影響を評価するためのRBE(問題にしている影響の種類によって違う)に較べ、かなり大きい(注参照)。つまり、実効線量の数字は、確定的影響を議論するには大きめのRBEが掛け算された形になっているのである。だから中性子線で一〇〇ミリシーベルトの場合も、確定的影響から見ればX線・ガンマ線の一〇〇ミリグレイ以下と考えてよい。

注　表4-3でICRPが水晶体混濁(中性子線の場合はこの二分の一ないし三分の一)と書いているのは、水晶体混濁を指標としたとき中性子線のRBEを二から三に見積もるということである。中性子線の放射線荷重係数はエネルギーによって違うが、五から二〇になっているから、この差は大分大きい。

## 8　重大事故の一般人への影響

### チェルノブイリ事故による世界規模の被曝

大規模な事故では、放射線被曝は一般人におよぶ。その例をチェルノブイリの事故で見てみよう。この事故では、爆発とその後の黒鉛火災のため、炉心物質の相当な部分が放出され、これは主にソ連とヨーロッパの人々に放射線被曝を引き起こした。近くの住民で立ち退いたグループの中の数人は〇・五シーベルト(実効線量)に達する被曝だった。立ち退き地域の外側に設けられた厳重な管理区域に住む人たちの平均の実効線量は事故後一年間で約四〇ミリシーベルト、その後一九八九年まで年当たり一〇ミリシーベルト未満であった(UN九三本文一五三項)。

ソ連以外での一年目の実効線量は、オーストリア〇・七一、ポーランド〇・二八、イギリス〇・〇二一—〇・二〇、日本〇・〇〇七九ミリシーベルトであった(いずれも村落での値、都市部は建物の遮蔽などでこれより低い)。同じ表に一年目の甲状腺線量が乳児と成人に分けて載せてあり、オーストリア九・四と一・八、ポーランド八・一と一・四、イギリス〇・六—一・七と〇・〇九七—〇・四、日本〇・二一と〇・一〇ミリシーベルト(いずれも前の数字が乳児、後が成人)であった(UN八八D表一七)。

**ワルシャワへ**

この事故が発生した当時、わたくしは外務省から「在留邦人にたいして生活上の助言をするよう」要請されて、ワルシャワとストックホルムに出張した。

ソ連の事故なのに、なぜワルシャワとストックホルムだったか。この事故では放射性核種の放出が数日間続いたが、はじめのうち現場の上空は南からの風が吹いていたため、放射性核種を含んだ空気はソ連領内を通り、ポーランド北東部を抜け、スカンジナビア半島方面へ流れたからである。そしてこの事故が世界に知られたのは、スウェーデンの放射能検知網に引っかかったからである。このうちワルシャワでは、こうした事故の際に問題になるいろいろなことがあったので、それを述べよう。

なお当時は東西冷戦の厳しい時代でポーランドは東側に属していたこと、しかし民主化運動がソ連による介入のリスクをはらみながら進められていて一年半ほど前までは戒厳令下にあったこと、そうした状況からわたくしの行動は絶えず監視されていたこと、四月二六日に起きたこの事故がすんなりポーランドに伝えられたわけではないこと、わが国の新聞に報道されたのは一九八六年四月三〇日の朝刊であったことを、記憶に入れておいていただきたい。

**ポーランド情勢**

後日のポーランド政府発表によると、ポーランドの北東部で放射能の異常上昇が確認されたのが、四月二八日朝。核種分析の結果、核攻撃や大気中核実験でなく原発事故であると推定されたのが四月二八日正午(ポーランドは国内に原子力発電所をもっていなかった)。政府が緊急対策委員会を設置したのは、四月二九日午前六時であるという。

四月二九日、ポーランド政府は国営通信を通じて「北東部では長期的に継続すれば人間の健康を損なう恐れのある量の放射能が検出された。緑草を食べた牛の牛乳の販売禁止。野菜は洗浄して食べるように。一六歳以下の子供にヨード剤を供与。三歳以下の子供に粉ミルクを配給する方針」と発表した。安定ヨウ素剤の服用ははじめ、北東部の子供に限定していたが、四月三〇日夜には全国に広げた。実施時の混乱を防ぐためだったという。

各国のポーランド在留の自国民に対する対応もまちまちで、(1)ワルシャワからの避難については、妊婦・子供を公費で避難させた国がイギリスとカナダ、自費でがフランス、西ドイツ、オーストリアの三カ国。避難しなかったのはアメリカと日本である。(2)ヨード剤については、イギリス、西ドイツ、カナダ、オーストリア、日本が服用し、アメリカとフランスはしなかった。(3)牛乳、野菜についての注意は、各国ともポーランド当局と同様であった。

五月三日深夜、ポーランド政府は次の発表をおこなった。(1)地上一メートルの線量の積算値は、四月二八日から五月二日までの合計で二五ミリレム。(2)ヨウ素131の空気汚染は、四月二八日から五月一日早朝までで、一立方メートル当たり〇・一—二〇〇ベクレル、その後三日の午後までの間では一立方メートル当たり二—一〇ベクレル。(3)牛乳のヨウ素131汚染は、北東の高度汚染地域で一リットル当たり二〇〇—一七二〇ベクレル。なお、牛乳についてのポーランドの制限基準は同一〇〇〇ベクレルであるので、これら高汚染地域で生産された牛乳は工業目的に加工した。その他の地域の牛乳の汚染は同〇—六〇〇ベクレル。

## 対策は三つ

こうした場合の対策は三つ。「避難、退避、安定ヨウ素剤投与」である。この用語はものものしいが、要するに、汚染の少ない西欧へ避難するか、家の中に閉じこもっている(退避)か、放射性ヨウ素の取り込みを少なくするために安定ヨウ素剤をのむか、である。ただしわたくしが到着した時には、在留邦人はすでにヨウ素剤をのみ、また退避の状態にあった。

五月四日正午ワルシャワ空港に到着したわたくしは、午後一時から大使公邸でおこなわれた会議で次のように発言した。五月三日深夜発表のデータから判断すると、(1)避難—必要ない。(2)退避—必要ない。(3)安定ヨウ素剤の服用—必ずしも必要ないが、無駄ではなかった。(4)データの信頼性については今後何らかの方法でチェックする。さらに、ポーランド全体の平均らしい形で示されている二五ミリレムという数字が、在留邦人の特に多いワルシャワではどうか。それから五月二日までの積算が二五ミリレムであとは急激に下がっているというコメントがついているけれども、将来までを考えた積算はどうなるかを予測する。

**避難・退避が必要でないと判断した理由**

根拠の一つは、わが国の防災対策専門部会が示していた避難・退避の基準（ICRP四〇、八四も同じ）である。その概略は、〈外部被曝〉妊婦・子供の場合、屋内退避レベル一—五レム、他所へ避難させるレベル五レム以上。大人の場合、屋内退避五—一〇レム、避難一〇レム以上。〈甲状腺被曝〉妊婦・子供のときも大人のときも、それぞれ外部被曝の場合の一桁上の値。

一方、被曝量はどうか。この際は、ポーランド政府発表の「地上一メートルの高さでの線量の積算値」というのを全身の外部被曝量と考えてよいであろう。その値二五ミリレムは妊婦・

子供の屋内退避レベル一レムの四〇分の一である。まして避難のレベルにはほど遠い。甲状腺被曝については次項で述べるが、これも避難・退避にはあたらない。

**安定ヨウ素剤の服用―必ずしも必要ないとした理由**

安定ヨウ素剤服用の目安(妊婦・子供も含めて)は、(1)放射性ヨウ素による甲状腺の被曝が五〇レム以上と予測されるときは必要、(2)五レム以下なら不必要、(3)その中間は状況に応じて、といったあたりである(ICRP四〇、八四)。

実のところ甲状腺の被曝線量は取り込んだ放射性ヨウ素の量、それが甲状腺へ集まる率、放射性ヨウ素の有効半減期、甲状腺重量の四つで決まるが、日本人の場合、一マイクロキュリーが体内に入ると、その約二〇%が甲状腺に集まり、その結果一・五レム程度の甲状腺被曝が起きる。そこから計算すると、五〇レムになるには三三マイクロキュリー、五レムは三・三マイクロキュリーと見積もれる。

放射性ヨウ素は、呼吸によって、また飲食によって体内に入ってくる。空気の汚染は、前述のように、発表されている。一方、人が吸う空気の量は一日一〇立方メートルくらいである。だから汚染最大の空気を五日間吸い続けたとして約五マイクロキュリーとなる。飲食物の汚染では、運悪く汚染が最もひどい牛乳を一リットル飲んだとして一七二〇ベクレル＝〇・〇五マイクロキュリー弱である。

在留邦人の場合、空気、食物、飲料水に関しそんなにひどい状況ではなかったので、被曝は三・三マイクロキュリー、つまり五レム相当量は超えなかったであろう。以上のことと、安定ヨウ素剤服用の目安(五レム以下なら不必要)を考え合わせると、在留邦人の場合「不必要」の範囲に入っていたと思われる。(二年後の一九八八年のUN報告書では、ポーランドの甲状腺線量を乳児で〇・八一レム、成人で〇・一四レムと見積もっている。)

## 安定ヨウ素剤服用―無駄ではなかったとした理由

わたくしが到着したときはすでに安定ヨウ素剤の投与は済んでいたから、いまさら「無駄だといっても仕方がない」という面はある。しかし、わたくしは別の視点からそう評価したのである。それは、安定ヨウ素剤服用がパニック状態の中での人心安定剤としてすばらしい効果をあげていたという事実である。人間、不安の中で何も手を打たないでいるのは、かなりの知恵と勇気がいる。人間にはプラシーボ効果がある。特に不安の中ではそれが強い。

ともあれ、ワルシャワの日本人社会の場合、比較的少人数が対象であったから服用時の注意も行き届いていたのであろう、安定ヨウ素剤服用で一番心配な副作用は見られなかった。

なお、後年ポーランドからでた報告書によると、ポーランドでは子供およびティーンエイジャーの九五％以上(約一〇〇〇万人)、大人の約二七％(約七〇〇万人)が安定ヨウ素剤を服用し、副作用は約五％に見られた。その大部分が嘔吐で、特に年少の子供に多かった。新生児では甲状腺刺激ホルモンの一時的上昇(Wolff-Chailcoff 現象)が何人かで見られた。

### データの信頼性のチェック

以上は、五月四日正午にわたくしがワルシャワについてから数時間の間の話である。宿題であったデータの信頼性チェックには多少手間取った。

空間線量については、日本大使館の努力により六日の夜までにさまざまな測定データが集まった。これらのデータは必ずしも専門家が測定したものではないが、ワルシャワでのものが多かったので、多数の測定値を日時順にプロットしたグラフをつくり、それを眺めて空間線量率の日変化の曲線を描き、その図からワルシャワでの積算線量を計算した。結果は、事故発生時から五月五日までの合計で七ミリレム。またその曲線の減り具合をそのまま伸ばすという形で将来予測をすると、バックグラウンドと同じレベルになるのが五月一二、三日頃、そしてそれまでに積算値として一・四ミリレム加算されるだろうという計算になった。いずれにせよ最初の判断時に用いたデータより高いということはなかった。

汚染のデータはチェックすることができなかった。とはいえ、空間線量のデータを見る限りそんなに変な数字は出していないといえそうである。

線量の見当がついた後でのわたくしの主な努力目標は、パニックの鎮静であった。

### いろいろな相談

こういう際には他人には聞かれたくないものも含めいろいろな相談があるものである。そうした要望にこたえ、公開の説明会をおこなったし、そのほかに個別の相談にも応じた。こうした説明会、相談会での手応えも確かなものがあった。また一年後たまたま目にした、次の投書を見て報われた思いがした。

四月三〇日には在ポーランド日本人会から「外出はなるべくしない。窓は閉めた方がよい。乳、乳製品は食べない。野菜はよく洗う」等々の注意がありました。その日から、やむを得ないことを除き外出しない缶詰状態が続きました。

五月四日、日本から専門家が来られてポーランドの状況を調べ、その報告がありました。ワルシャワの汚染度は低く、それほど心配しなくてもいいとのことで、少しほっと出来たのです。やっと外に出た五月五日はこどもの日、何と世界は素晴らしいのかとつくづく思いました（松本けい子氏、一九八七年五月五日『朝日新聞』投書）。

しかしこの投書は次のように続く。

**残る問題**

「今は何ともなくとも、私たちがこの時にワルシャワにいたということだけで何年か先に病気になるかもしれないと思うと、まだ幼い息子がかわいそうで申し訳なく思えてなりませんでした。幸い現在、親子三人、とても元気です。将来も何事もなく過ごせるように祈るほかありません」

「何年か先に病気になるかもしれない」という状況は、病気の正体がわからないと不安なものである。病気の正体がわかれば、対策があるかもしれない。そこで次の章では「何年か先になるかも知れない」病気の正体を考えることにしよう。

放射線影響の問題はわかりにくいという定評があるが、わかりにくくしている理由の一つに、この章で述べたもろもろの放射線傷害(確定的障害)と次章で紹介するいささか哲学的なリスク論(確率的障害)とが、障害とか病気という言葉で一括りにされていることにあるようである。

**次の章へ進む前のおさらい**

本章で確定的影響をわざわざ「傷害」といったり、線量も、単位を見ただけでどちらの議論をしているのかわかるように、確定的影響には吸収線量グレイを、確率的影響には実効線量シーベルトを用いたのも、この二つをはっきり分けて考えたかったからである。

そこで次へ進む前に、確認の意味で、本章7節のなかの「放射線障害を分類する」の項をおさらいしておこう。

放射線障害の分類には二つのやり方がある。一つは被曝後、いつ発生するかを問題にするもので、早期影響と晩発影響に分ける。晩発影響は数年あるいはさらに後にでる。「何年か先に病気になるかもしれない」というのは、晩発影響に関した心配である。放射線の晩発影響として知られているのは遺伝影響と発がんと白内障の三つである。

放射線障害の分類のもう一つは、しきい値をもつかもたないかで分ける。しきい値をもつものを確定的影響、しきい値をもたないものを確率的影響という。

そこでもう一度この章の確定的影響についての項を確認していただきたいのだが、多量に浴びれば長期にわたって多彩な病状を現わす放射線障害も、線量が少なくなると問題になる病気の種類は少なくなる。線量が少なくても要注意とされる病気は、一時的不妊や白内障、血液の変化、胎児被曝の時の奇形・精神発達遅れである。さいわいなことにこれらは、ある線量(しきい値)以上浴びなければでないことがわかっており、当時ワルシャワにいた人たちが浴びた線量は、これに較べれば桁違いに小さい。つまり確定的影響に分類される病気は心配することはない。

残るのは、晩発影響に分類され、かつ確率的影響に分類されるもの、具体的には遺伝影響と発がんの二つである。「何年か先になるかもしれない病気」の正体はこれではっきりした。しかしこの二つは普通の意味の「病気になる」とはかなり違って、「リスク」という考え方を基礎においた話なので、次の章で詳しく見てみよう。

# 第五章　遺伝影響と発がん

## 1　遺伝線量という考え方

### 放射線で突然変異が起きる

第二次世界大戦は一九四五年に終わったが、それから数年もしないうちに今度は東西の対立が激化し、一九五〇年一月には朝鮮戦争がはじまる。そうした国際情勢のもと、各国は競争で核兵器の開発を進め、相次ぐ爆発実験で放射能による汚染は全地球的な規模で広がった(第三章3節参照)。

一方、科学の世界ではその二〇年ほど前から、現在の環境問題にかかわる事実が次々に発見されていた。まず一九二七年、マラーは、X線がショウジョウバエに突然変異を起こすことを発見。翌年一九二八年にはスタットラーが植物でも同じことが起こることを示し、一九三〇年になるとアルテンブルグが紫外線でも突然変異が起こることを見つけている。

ところでショウジョウバエの実験でわかった多数の事実の中で、この章にとって重要なことは、X線量と突然変異の発生率との間に認められた正比例の関係である。正比例では、X線がゼロにならない限り突然変異もゼロにはならないから、X線による突然変異の発生には、しきい値がないといえる。つまり、遺伝影響では、第四章で話題にした数々の傷害と違って「どれくらいの量までなら安全か」という議論ができなくなることを示している。さらに、X線量が同じならば線量を何回に分割照射しようが、線量率を低くして長期にわたり連続照射しようが全く関係なく、同じ数の突然変異がでることになる。

いいかえると、遺伝影響の大きさは「誰がいついくら浴びたかではなく、それぞれの人が長い間に浴びた放射線の量と浴びた人数の積で決まる」ことになる。

**放射性フォールアウトで人類が危うい**

この点、全世界の人に降りかかってくる放射性降下物は、浴びる人数が極端に多いだけに、また四六時中放射線を出しているだけに、一見微量のように見えて、その実、最悪である。放射性フォールアウトが増えると、その遺伝影響で人類の未来は危ういかも知れない。

一九五五年、米国科学アカデミー(NAS)は、原子放射線(atomic radiation)の生物影響(BEAR)委員会を設置してフォールアウトの影響、特に遺伝影響についての調査を開始し、一九五六年には結果を報告した。

この問題はまた、国際連合を動かし、一九五五年一二月三日の総会決議「人体とその環境に対する原子放射線の影響に関する情報の調整と普及」によって設けられた国際連合・原子放射線の影響に関する科学委員会(United Nations Scientific Comitee on the Effects of Atomic Radiation, UNSCEAR)は、その最初の報告書を一九五八年七月、総会へ提出した。

ここで重要なことは、「原子放射線」(原子爆弾の爆発に伴って発生する放射線のことを考えていたのであろう)の調査をするはずだったこれらの委員会が実際に調査したのは「電離放射線(イオン化放射線)」であったことである。健康影響を問題にするなら「原子放射線」だけを取り上げても不十分であるからであろう。

UNSCEARは最初の報告書ですでに「委員会が取り上げる放射線とはX線、中性子、陽子、宇宙線および放射性物質からでる放射線である」と宣言して、調査対象が電離放射線であることを明確にしており、後年の報告書には全部「電離放射線の……」というタイトルを付けている。BEAR委員会はもっと積極的に、委員会の名までBEIRに変えた。略称の中のAがIに変わったのはatomic radiationがionizing radiationに変わったためである。UNSCEARやBEIRが、その後も数年おきに出している膨大な報告書は、「電離」放射線とその影響に関するデータの宝庫である。

## 人類の未来のための放射線安全対策

核兵器による地球規模の放射性汚染に対する恐れは、放射線障害対策の軸足を大きく遺伝影響の方に動かした。とはいえ、人類は太古から自然放射線を浴び続けていたわけであるから、またすでに五〇年ほど前からX線を医療に利用してきたのであるから、議論の流れは、自然放射線に加えて原子放射線を、また医療放射線を、人類全体として最大どのくらいまでなら許せるか、という方向になる。

一九五二年国際放射線防護委員会(ICRP)は、この問題を討議するための臨時の会合をストックホルムで開いた。この会合では、遺伝を考えるのに生殖腺(男性なら睾丸、女性なら卵巣)が浴びる線量を問題にし、一人平均の生殖腺線量は最大いくらまでなら許せるかを議論した。当然議論は百出し、提案された値もイギリスの三レントゲンからアメリカの二〇レントゲンまで非常なひらきがあった。ともあれ、この会議では一応中間値の一〇レントゲンを採ることにし、この量には自然放射線以外の放射線全部(医療用も)を含むものとして非公式に了承された(Taylor, 1958)。

なお、ここで当時の議論をよく理解するために、いまでは使われなくなってしまった「遺伝線量」についてICRP一九五八年勧告を手がかりに説明しておこう。

**遺伝線量**　ICRPはまずはじめに、ショウジョウバエの実験結果は人間にも当てはまるとして、次の二点を仮定する。突然変異の発生率は、(1)子供をつくるまでに生殖腺が受けた総線量に比例し、(2)線量率には全く影響されない。こう仮定すると、放射線の遺伝影響の大きさは、原理的には一人当たりの生殖腺線量で表わせるにしても、たくさん子供を産む人は大きな影響を与えるだろうし、老人などこれから子供を産まない人はいくら浴びても関係ない、といったことがあるので、それを補正する必要がある。

それにはまず、親の世代のひとり一人が生殖腺に受ける一年間の線量を推定する。それに被曝後生まれる子供の数（期待数）を掛け、それを集団全体で合計する。その合計値を、その集団から将来生まれてくると予想される子供の数で割った値を求める。これを遺伝有意線量（genetically significant dose, GSD）と呼ぶ。この遺伝有意線量に各人が子供をもつ平均年齢（ICRPでは三〇歳と見なしている）を掛けたものを遺伝線量と定義する。

遺伝線量はいくらまでなら許容できるか。ICRP一九五八年勧告は自然放射線と医療放射線以外の放射線源から全人類が受ける遺伝線量は、五レム以下にすべきだ、としている。

それをどうやって実現するか。この勧告では人類を三つのグループに分け、各グループごとに集団として使ってよい遺伝線量を割り当てるという方針をとった。例示としてでている各グループ間の遺伝線量の配分は次の通りである。(A)職業人グループ一・〇レム、(B)特殊グループ〇・五レム、(C)一般人グループ二・〇レム、予備一・五レム。合計五・〇レム（各グループの数字は遺伝線量で、各グループごとの一人当たりの平均値である）。さらに各グループごとに、その中にいる個人の最大許容線量を決めた。個人の最大許容線量としては職業人五レム／年、特殊グループに属する人一・五レム／年、一般人〇・五レム／年を勧告した。なお特殊グループというのは放射線を職業として使う人ではないが原子力施設に密接に関係した人たちだという。

## リスク管理の指標としての遺伝線量

上記のように割り当てた遺伝線量にコメントがついている。職業人グループの遺伝線量一・〇レムは、「全人口の一・七％が職業人になったとし、その人たちが一八歳から三〇歳までの一二年間毎年最大許容線量(五×一二＝六〇)を浴びたとして到達する量である」。つまり、職業人ひとり一人がめいっぱいの被曝をし、かつそうした人がもっと増えても十分な余裕がある、という解説である。

これに対し、一般人についての説明は微妙である。「一般人の利用する空気や水が、職業人に対する許容濃度の一〇〇分の一の濃度で汚染されたとすると、一般人の遺伝線量は一・五レム(つまり、〇・〇五レム／年×三〇年＝一・五レム)となる。そうした場合、二・〇レムを超えないようにするには外部被曝の分は〇・五レム以下に抑える必要がある」

これには当時の放射性物質による環境汚染への強い危機感が表われている。

**直線しきい値なし仮説**

ともあれ遺伝線量という考え方は、職業人も一般人も未来の人も包み込んだ統一的な体系で放射線のリスクを管理(傷害の予防ではない。また前述のようにリスク・ゼロを保証しようとするものでもない)しようとした点、放射線だけではない環境保護の歴史に、いやもっと広く人類の思想史に残るすばらしい企てであった。「あった」と過去形を使った理由については次節に述べるが、ここでその特徴をまとめておこう。

一　集団に対するリスクの指標に遺伝影響という人類一般が共有する関心事を用いた。二　その大きさを遺伝線量という形で数量化し、それでもってリスクを総量規制した。三　その前提としてリスクは、(1)総線量に比例する、(2)線量率には影響されない、の二つを仮定した。

この三番目の特徴は現在「直線しきい値なし(LNT)仮説」と呼ばれているが、放射線をいつ、どこで、だれが、どのような理由で、どれだけ浴びようが、量の管理に単純な足し算が使えることになる。そうなれば「総量規制」は楽になるので、この仮定が成り立つかどうかの議論は放射線に限らず高周波、食品添加物、環境変異原物質等々、いろいろな局面でくりかえされる。

## 2 遺伝影響は見つからなかった

**ハエとマウスの違い**

遺伝線量が提案された前提には、突然変異の発生率は(1)総線量に比例する、(2)線量率には全く影響されない、という仮定があった。

これは主にショウジョウバエ(精子)の照射による実験から導かれたものである。ショウジョウバエでの研究が先行したのは、このハエは、大量に飼育でき、しかも世代交代が早いという実験上の有利さがあった上に、一九二〇年代からこのハエを用いた遺伝学的研究手法に工夫がこらされて、突然変異を定量的に測定できるようになっていたからである。また括弧内に精子とあるのは、このデータを生んだ研究方法が精子の段階まで成熟したオスの生殖細胞に対する放射線影響を見ているからである。

ともあれ、ハエの実験から出されたこの仮定は、生物である以上、遺伝の機構は人でもハエでも同じだとする考え方と結びついて、「仮定」を超えるものになった。だが本当にそうか。

一九五一年、ハエよりはずっと人間に近いマウスで突然変異を定量的に測定する方法を開発したラッセルは、五〇年代末から「メガマウス（一〇〇万匹マウス）・プロジェクト」といわれる大規模な実験をはじめ（最終的には七〇〇万匹使ったという）、そのデータがではじめると、上記の仮定は必ずしも妥当でないことがわかってくる。

その手始めは一九五八年と五九年にでた成果で、マウスのオス（精原細胞）でもメス（卵母細胞）でも放射線の線量率を下げると突然変異率も下がるという実験結果である。この傾向は特にメスで大きい。これらは前述の仮定(2)「突然変異の発生率は線量率には全く影響されない」が必ずしも正しくないことを示している。

一九六五年になると、さらに、メスのマウスを照射した場合には照射後受精までの時間間隔が長くなると突然変異頻度が著しく低下することが明らかになった。このことはやがてオスでも確かめられる。つまり突然変異の発生率は総線量に比例するという(1)の仮定も、マウスには当てはまらない。

**いつ妊娠したらよいか**

ラッセルらの照射後受精までの時間間隔に関する研究は、実務的にも重要な情報であった。放射線治療で、あるいは何かの事故で、生殖腺にかなりな線量を浴びざるを得なかったとき、被曝後いつ妊娠したらいいか、というのは男女を通じてかなりしばしば助言を要請される問題である。

ハエの理論では、被曝後いつ妊娠しようがリスクは変わらない。しかしこの答えでは、たいていの人が感覚的に納得しない。

ラッセルらの研究では、照射と妊娠との間の時間間隔が長くなると遺伝変化は大いに減少し、それに要する期間はオスで約二カ月、メスではそれ以上であるという。しかもその理由はオスではよくわかっている。精原細胞よりずっと放射線の影響を受けやすい、そして成熟精子は精原細胞がつくり出している。したがって、照射後すぐに妊娠すると、それに関係するのは照射時すでに成熟していた精子、つまり放射線に弱い状態のときに照射された精子である。妊娠を遅らせると、関係するのは放射線に強い状態で照射された精原細胞が新しくつくった精子ということになる。

この場合、マウスの二カ月が人間でどれくらいに相当するかわからない。一般には精原細胞から成熟精子になるまでの期間は人間で約六〇日とされている。ともあれ、わたくしは大幅に余裕を見て、男女とも妊娠までに六カ月くらいは空けるよう、すすめるのが普通である。

**人では放射線の遺伝影響は見つからない**

一方、人で放射線の遺伝影響を見つけようとする努力も、あちらこちらでおこなわれた。たとえば、放射線治療を受けた人の子供たち、放射線科の医師・技師の子供たちである。これらの研究では遺伝影響の指標として、胎児・幼児の死亡率、先天異常の出現頻度、性比の変動などが用いられて、気をもたせるような話はいろいろでるが、異常の増加が証明されたものはない。

**被爆二世の調査でも遺伝影響は見つからない**

一九四七年からはじまった原爆傷害調査委員会(The Atomic Bomb Casualty Commission)でも、遺伝影響は当然テーマになっていた。被爆二世を対象とするこの調査は遺伝学調査と呼ばれ、死亡率調査、細胞遺伝学調査、遺伝生化学調査の三本柱で進められた。そして一九七〇年代半ばにはかなり明確な結論を出せるまでになっていた。一九七七年のUNSCEAR報告書(H三九、四〇項)はそれを次のように要約している。

死亡率調査については、「種々の遺伝的障害(点突然変異、微小欠失、不均衡型転座、不分離)による乳児期死亡率」を次の集団について調べた。(a)両親とも近接被爆した場合の子供一万八八九四六人(すなわち、片親あるいは両親が爆心より二〇〇〇m以内にいて、合わせて一一七ラド相当の線量を受けた場合)。(b)遠隔被爆した親より生まれた子供一万六五一六人(すなわち、両親とも爆心より二〇〇〇m以内にいなかったが、片親または両親が二五〇〇m以内にいて実質的に放射線を受けていない場合)。(c)爆発の際に広島または長崎にいなかった親より生まれた子供一万七二六三人。出生から生存死亡の確認までの平均期間は一七年。データ分析の結果は、「親の被爆は子供の死亡率に有意な影響を与えていないことを示している」。

細胞遺伝学調査についても「新生児調査における染色体異常の発生頻度は広島・長崎で被爆した親からの子供における値と似ており、有意差の無いことがわかる」。

遺伝生化学調査の結果はまだこの報告書には載っていないが、いずれにせよ、被爆二世に遺伝的な影響は見いだせなかったのである。なお、被爆線量は当時は爆心からの距離で整理されているが、現在の単位でいうと、被爆二世の両親の生殖腺被曝線量の合計は平均四〇〇ミリシーベルト程度であったと見積もられている。

**遺伝線量の退場**

こうした学問の進歩に対応して、ICRPは一九七七年、以前の勧告で最重要視していた「遺伝障害の防止」を、放射線防護の主目的から外した。このあたりは一九七七年ICRP勧告の原文を紹介しておこう。

「過去約二〇年に得られた知識からすると、遺伝影響は重要ではあるけれども、飛び抜けて重要だというのではないようである」(一二九項)

そしてICRPは遺伝線量を廃止した。代わりにでてきたのが確率的影響という新しい概念である。これについては次節以降で説明するが、遺伝影響の重要性は従来よりぐんと下がり、低線量放射線防護は「遺伝よりがん」の時代に入る。

放射線の遺伝影響は人では見つかっていない。しかし動物では見つかる。だから人でも必ずあるはずだ、と考えるのは当然である。そこで何とかして人の場合の数字を推定しようと努力されてきている。それにはいろいろなやり方があるが、一番よく使われるのが倍加線量法である。

**倍加線量**

倍加線量というのは、自然に生じている突然変異と同じだけの突然変異を起こす放射線量のことである。人が生まれてから子を産むまでの一世代三〇年間に浴びる量としてである。なお、倍加線量を大きく見積もることは放射線の遺伝影響を小さく見積もることになる。

人の倍加線量の推定値にもいろいろ変遷がある。主としてショウジョウバエのデータを使った一九五六年のBEAR報告書では五―一〇〇レントゲン。突然変異誘発頻度にはマウスのデータを、自然発生頻度には人間のデータを使った一九七二年のBEIR－I報告書では二〇―二〇〇レム。マウスの倍加線量を計算し(五〇レム)、これを人間に当てはめた一九八〇年のBEIR－III報告書では五〇―二五〇レムである。ICRP一九七七年勧告は人の倍加線量を一〇〇レム(＝一シーベルト)として計算した遺伝影響を根拠にして各種の規制値を決めている。

**ヒト・ゲノム計画の出発**

広島・長崎の被爆二世についての調査は、一九八〇年頃までには、死亡率調査や細胞遺伝学調査に加え、遺伝生化学調査のデータもでそろって、結果はいよいよ決定的になってきた。つまり「放射線によってヒトに遺伝的影響が生じたという科学的証拠は得られなかった」。

ハエやマウスのデータと広島・長崎の結論を両立させるのは次のような説明であろう。広島・長崎でも放射線突然変異は発生していたはずである。しかしそれは、自然環境で生じている変異の中にあって、現在の技術では、統計的有意差をもって区別できない程度であった。

どうすればよいか。一九八四年、米国エネルギー省(DOE)の主催で開かれたアルタ・サミットでは、「広島・長崎での原爆放射線の遺伝的影響を科学的に評価するためにはヒト・ゲノム全体の解析研究とそのための技術開発が必須である」と提案された。これがDOEとNIH(米国国立健康研究所)が旗振り役となり世界中を巻き込んだヒト・ゲノム計画の出発点であった。

### 人の倍加線量

被爆二世の親が受けた平均合計線量は〇・四シーベルト。この量で被爆二世への影響が観察できないところを見ると、人は予測より、よほど放射線の遺伝影響を受けにくいようである。人間の倍加線量は何とかして人間のデータから推定したい。ながらくこの問題にかかわっていたニールらは奇手を考え出した。被爆二世で影響が観察できないなら、被爆者自身の体細胞に残された遺伝影響から計算しよう、被爆者自身の体細胞に起きた突然変異のデータを利用して生殖細胞の突然変異を推定しよう、というのである。

結果は一・七—二・二シーベルトとでた。ただしこれは一回照射(急照射)のデータである。マウスのときは一回照射の数字から緩(あるいは少々の断続的)照射の数字を出すときは線量率低減係数三を掛けるとよいことが実験からわかっているが、ニールらはここではもっと控えめな数字二を用い、急照射二・〇シーベルト、緩照射四・〇シーベルトとしている。

以上の議論をそのまま採用した国連科学委員会一九九三年報告書では、緩照射の場合の人の倍加線量は最小でもほぼ四・〇シーベルトと推定している。これは現在用いられている一・〇シーベルトの四倍。放射線障害防止対策からすれば、遺伝影響の見積もりが一挙に四分の一に減ることを意味している(UN九三G一八六、一八七、一九二、一九三)。

「遺伝よりがん」への傾斜は、これで将来ますます大きくなるようである。

注　二〇〇一年発行予定の報告書では、倍加線量五・〇シーベルトを主張するものと従来通り一・〇シーベルトを主張するものの両論併記の形になっているようである。

## 3　がんも遺伝子の病気

**原爆被爆者の寿命調査**　「放射線の影響で重要なのは遺伝ではない、がんだ」というのはまことに重大な方向転換だが、この転換をもたらしたのも原爆被爆者のデータである。

寿命調査と呼ばれるその研究は、対象者約一〇万九〇〇〇人、うち八万二〇〇〇人は被爆者(被爆から五年後の一九五〇年一〇月一日、戦後はじめておこなわれた国勢調査時に登録された人たち）であり、残り二万七〇〇〇名は原爆投下時に市内にいなかった者である。
さて、五〇年後のいまも延々と続けられているこの調査は数年間隔で報告書を出しているが、「遺伝からがんへ」に大きな影響を与えたのは、一九七四年の第七報あるいは七七年発行の第八報であろう。具体的には、白血病以外に、被爆者群では、食道がん、胃がん、泌尿器がん、リンパ腫、肺がん、甲状腺がん、乳がんなどによる死亡の増加が認められ、これら放射線で増えた固形がん死亡の総数は、一九五八年当時の予想を上回るものだったのである。

**白血病より固形がんが問題**

白血病は被爆後数年して増えはじめ、七年後にはピークに達していたこともあって、一九五八年当時は放射線の晩発障害の象徴であった。「放射線で怖いのは白血病」、「放射線を浴びたら白血病になる」というのが一般の常識になっていた。専門家の間でも「いろいろなタイプの悪性腫瘍の中で、白血病はもっとも確率の高い結末である」（UN五八、五章五六項）とされ、放射線で誘発されるがんのうち半分以上は白血病であろうと予想されていた。

一九七七年の寿命調査第八報はこうした常識も改めさせることになった。はじめ急増していた白血病死亡率はその後下がりはじめ、一九七〇年代中頃にはほとんどもとの水準に戻ったのに対し、固形がん死亡率は被爆後一〇数年を過ぎてからだんだん増えてこれからもまだ増えそうな気配だったのである。

したがって固形がん死が最終的に白血病死の何倍になるか、という見積もりは放射線のリスク全体を推定する上で重要な話であった。一九七七年の国連科学委員会はそれを四—六倍と見積もり(UN七七G三一七)、ICRP七七年勧告では、その中間の五倍という数字にしている。ついでにいえば、ICRP九〇年勧告では白血病の比重はもっと下がり、がん全体の一割、つまり右の表現に合わせれば固形がんによる死は白血病による死の一〇倍になっている。

実のところこうした見積もりをするにはある種の仮定が必要で、このときのUNSCEARやICRPが使ったのは、直線しきい値なし(LNT)仮説である。

**がんも遺伝子の病気**

遺伝障害の推定に使ったLNT仮説をがんの場合にも使ったのは、両方とも放射線による遺伝子の変化がはじまりだと考えたからである。

遺伝子という術語は一九〇九年にデンマークのヨハンセンが使いはじめたものだそうで、はじめはメンデルがいう「形質」を説明するためのものであった。ドルトンの原子論を教養として身につけていたメンデルは、エンドウで実験を計画したとき「化合物における原子に相当する生物のエレメントがあり、それらが各種の組み合わせをつくって、多種多様の生物となり、しかもエレメント自身は変化することなく、分離したり再結合したりして、子孫に伝えられるはずだ」と考えていたようであるから、形質を担っている(一九世紀初めの化学者ドルトンが考えたような壊れることのない)原子というのが遺伝子のイメージであったろう。

マラーが放射線による突然変異を発見した頃は「じゅず玉模型」の時代ともいわれるように、遺伝子は玉、染色体はひもに見立てられた。じゅず玉もドルトンの原子と同じく壊れないものと仮定されていたから、マラーがX線を照射して人工的に突然変異をつくったことは、ラザフォードがアルファ線を照射して人工的に原子核変換をしたのに匹敵する大事件だったのである。

さらに一九五三年にワトソンとクリックがDNAの「二重ラセン構造」モデルを発表した後は遺伝子＝DNAの時代になった。

遺伝子というと、親から子に伝わる「遺伝(Heredity)」だけを連想しがちであるが、そうではない。遺伝には関係しない身体部分の細胞(体細胞)も遺伝子をもっていて、分裂して増えるとき親細胞から娘細胞へ情報を伝えていく。体細胞が突然変異を起こすとどうなるか。生命にとって普通は大したことにならない。しかしがん細胞が生まれることもある。がん細胞は体細胞が突然変異を起こしたものだという考えは、マラーが放射線による遺伝子突然変異を発見した一年後の一九二八年に、ドイツの外科医バウエルがいい出したものだそうである。

遺伝子の本体がDNAであることが確定し、DNAの構造変化と機能に関する研究がドラマチックに進んだ一九五〇―六〇年代に主流となった考え方は、単純化していえば次のようなことであろう。精子や卵子、つまり生殖細胞がもっているDNAが変化すれば、いずれは遺伝障害につながる。変化の原因が放射線であれ、化学物質であれ、紫外線であれ、同じことである。

それ以外の細胞、つまり体細胞がもっているＤＮＡが変化すれば、途中の経過はまだわからないにしてもいずれはがんの発生につながる。変化の原因が放射線であれ、化学物質であれ、紫外線であれ、同じことである。

一九七七年勧告が準備されたのは、以上のような考え方が確立された時代であった。この時代思想に「放射線は線量に比例してＤＮＡに傷をつける」を投げ込んだらどうなるか。放射線の遺伝影響や発がんに関して、一瞬のうちに「直線しきい値なし仮説」ができ上がる。

**科学者たちの自制**

もっとも科学者たちはそれほど軽率ではない。

「放射線による白血病およびその他の型の悪性腫瘍の誘発機構はわかっていない。一〇〇ラド以上の線量を受けた後にこのような誘発が起こることは現在はっきりしているが、それ以下では悪性腫瘍は生じないというしきい線量が存在するかどうか不明である……委員会は、しきい値が存在しないという仮定、および、すべての線量には完全な加算性があるという仮定は正しくないかもしれないということは知っているが、このような仮定によって危険を過小評価することになるおそれはないことで満足している」（ＩＣＲＰ一九六五年勧告七項）。

**皮膚がん発生にはしきい値がある**

科学者たちがこうした自制的な態度をとったのには理由がある。一九〇二年、はじめて発見された放射線発がんは皮膚がんで、その名もズバリ「Ｘ

線がん」とか「レントゲンがん」と呼ばれていた(第四章1節参照)。放射線発がんはその後、白血病、骨肉腫等々と種類が増えたが、何といっても数の多かったのは皮膚がんである。これらレントゲンがんを観察した当時の人たちは、その発がんの経過から誰もがしきい値があると思っていた。

ドイツのヘッセは早くも一九一一年、X線によって発生した皮膚がんを九四例も集めて研究した。広島・長崎の放射線被曝で発生した白血病が一九五〇年から一九八五年までの合計で八〇であるから、九四という症例数は驚くほど多い(それもレントゲンがんが初めて発見されたのは一九〇二年だから一〇年足らずの間のことである)。彼はその論文でこう書いている。

「レントゲンがんは独立した疾病ではなく、皮膚炎が先行して存在するはずのものと考えられ、皮膚炎の後発症状として発生する」

放射線皮膚炎にはしきい値がある。したがってレントゲンがんにもしきい値がある。しかも彼は、レントゲンがんと遺伝子変異の関係を予測したように、次のようにいう。

「ところで、非常にまれではあるが、子供の日光過敏症で、陽に当たった最初数年間皮膚炎として発症し、一〇—二〇年後には、しばしばがんが発生する病気で、臨床的に、また一部は部位(顔面、手の甲および指)の点で、いま論じている放射線障害とよく一致するものが知られている。それによればこの疾患をひとまとめにしてとらえるため、前者を日光性色素性乾皮症、後者をレントゲン性色素性乾皮症として対比するよう提案できるはずである」

なお現在では、色素性乾皮症の患者では、ＤＮＡの傷を治すための酵素がうまく働けなくなるような突然変異が起きていることがわかっている。また、傷を治すための機構にはたくさんのタンパク質が働いていて、それらのタンパク質をつくる遺伝子のどれに突然変異が起きても傷を治すことができなくなることがわかっている。

ヘッセの観察は一九五〇年頃まで放射線傷害を受けた放射線科医や放射線技師でくりかえし追認されて、皮膚がんの発生にしきい値があることは、長い間の常識であった。

## 放射線発がんに直線しきい値なし仮説が当てはまるか

しかし時代は変わった。新しい考え方によれば、放射線発がんにもＬＮＴ仮説が当てはまるはずであった。証拠集めは、一九五三年の遺伝子＝ＤＮＡの登場から五年ほど遅れてはじまった。

最初の成果は原爆被爆者の寿命調査からでた。一九五七年、Ｅ・Ｂ・ルイスは、一〇〇ラド以下にしきい値があるかも知れないという疑念を払拭しきれないままであったが、白血病で線量・効果関係に直線しきい値なし仮説が当てはまると主張した。しかし当時はまだ時流が完全には変わっていなかったためであろう、一九五八年国連科学委員会報告書はルイスの論文も文献としてあげながら、原爆生存者で線量・効果関係を議論するのはまだ時期尚早だとしている（ＵＮ五八、一六七頁）。固形がん一般については、石田保広（予防衛生研究所）が一九五九年に「原爆生存者における悪性新生物患者の疫学的観察」として学会発表したのが最初であるという。

## 4 確率的影響

**確率的影響というもの**

遺伝障害もがんも遺伝子の病気、そしてともにLNT仮説が当てはめられそうである。これは遺伝障害という大目標を変えざるを得なくなった国際放射線防護委員会ICRPにとって、リスク管理という表看板を変えずに転進する絶好のチャンスとなった。遺伝障害とがんを一緒にした確率的影響という新しい概念がつくられ、これが新しい目標になった。

ICRPは一九七七年、確率的影響を定義し、次のように述べている。

「〝確率的〟(stochastic)影響とは、その重篤度ではなくその影響の起こる確率がしきい値のない線量の関数とみなされる影響である……放射線防護に関係のある線量の範囲では、遺伝的影響は確率的であるとみなされる。いくつかの身体的影響は確率的であって、これらのうち発がんは低線量の照射による主たる身体的リスクであり、したがって放射線防護における主要問題であると考えられる」(一九七七年勧告七項)

いい方は難しいが、要するに、(1)LNT仮説を当てはめてもよいと思われる影響に「確率的影響」という名をつけ、⑵それに分類されるのは遺伝影響と（身体的影響のうちの）発がんであり、⑶そして発がんは低線量の放射線防護で一番重要な問題だ、というのである。これ以外の影響は全部その他扱いで〝非確率的〟影響と呼ばれた（一九九〇年勧告で確定的影響と名を変えた）。

確率的、非確率的の二分法は生物学的にも筋の通る分類であった。確率的影響は、細胞の分裂能は障害されていないが細胞のもつ遺伝情報が変わってしまって生じる影響といえる。片や非確率的影響は細胞の分裂能が障害され細胞数が減少することによって生じる影響といえる。

この分類はまた放射線管理に便利であった。放射線管理体制が破綻しない限り非確率的影響がでるほどの被曝は起きないから、確率的影響というのは通常の状態にある放射線管理の守備範囲を明確に示しているといえる。その上この影響に関してはＬＮＴ仮説が成り立つから、いつ、どこで、だれが、どのような理由で、どれだけの放射線を浴びようが、総量管理のために単純な足し算が使えることになる。これは管理をする者にとって麻薬にも似た魅力がある。

しかし確率的影響という言葉は、被曝した人自身の健康問題であるがんと、本人の健康問題というより、子、孫、子孫の問題であり、それ以上に社会の問題である遺伝障害とを一緒に扱ったことで、社会的な混乱の種となった。その最大のものは低線量の放射線防護の主目的が遺伝からがんに入れ替ったことを目立たなくしてしまったことにある。

注　たとえば東海村ＪＣＯの臨界事故で一般の人は遺伝を心配しているのに、専門家はがんの話に夢中になっている。低線量放射線防護の主要な目的はがん死の抑制にあるのに、別途大々的におこなわれているがん対策とは無関係のものと思われている、等々。第六章と「あとがき」参照。

## 放射線によるがん死亡の見積もり

それではがん死は放射線でどのくらい増えると見積もられているか。一九七七年勧告と一九九〇年勧告の数字を較べてみよう(表5-1)。

これらの数字は大部分が広島・長崎のデータを元にいろいろな仮定をおいて計算され、いわばグローバル・スタンダードとして出されたものである。ただし甲状腺、骨、皮膚、肝臓のがんについては広島・長崎では増えたといえる状況にないので、他の調査から数字をもってきている(ICRP九〇B一〇七)。

七七年と九〇年、一三年を隔てた二つの数字の間での最大の違いは合計欄である。発がんによる死亡のリスクは、一九九〇年見積もりで、一九七七年の四倍という、驚くべき増加ぶりである。見積もりを四倍にも増やした理由をICRPは次のように説明している(ICRP九〇B七二)。

第一は広島・長崎での観察期間が長くなったため、発見されたがんの数が増えたこと。固形がんでは、一九五〇—七五年の過剰発生数、約一三五に対して、一九五〇—八五年では約二六〇に倍増した。白血病では一九七五年までの七〇から、一九八五年までの八〇へと増加した。

第二は、広島・長崎の線量の推定値が変更されたこと。一九六五年以来使われていた線量評価法(T六五〇)では、広島での中性子の量はかなり多いと考えられていたが、一九八六年に発表された線量再評価(DS八六)では、被爆当時の空気中の湿度を考慮に入れた結果、中性子による線量を前より低く見積もった。この変更は、組織部位によって、また浴びた中性子のエネルギーによって変わってくるが、リスク推定値を二倍強ほどに増加させた。

第三は、年齢別発がん確率を計算する方式を変えたこと。第四は、リスク推定の方式を変えたことである。この第四は重要なので項を改めて説明しよう。

表 5-1　放射線によるがん死亡確率の見積もり

| | 致死確率係数($10^{-4}$/シーベルト) | |
|---|---|---|
| | ICRP(1977) | ICRP(1990) |
| 胃 | — | 110 |
| 肺 | 20 | 85 |
| 結　腸 | — | 85 |
| 骨　髄 | 20 | 50 |
| 膀　胱 | — | 30 |
| 食　道 | — | 30 |
| 乳　房 | 25 | 20 |
| 肝　臓 | — | 15 |
| 卵　巣 | — | 10 |
| 甲状腺 | 5 | 8 |
| 骨表面 | 5 | 5 |
| 皮　膚 | — | 2 |
| 残りの組織・臓器 | 50 | 50 |
| 合　計 | 125 | 500 |

**相加モデルと相乗モデル**

がん死亡のリスクという場合、問題にしているがんは、いままでに観察されたがんだけではない。これからも生きていく一生涯の間に発生するかも知れないがんを含めて考える。そのためには過去に観察されたがんから将来のがんの発生までも予測する必要がある。

この目的のために使われる予測モデ

ルに有名なものが二つある。一つは絶対（リスク）予測モデルとか相加予測モデルといわれる。このモデルでは、一生涯にわたって観察した時に見られる放射線誘発がんの数は、一定線量によって一定数増えると考える。もう一つは相対（リスク）予測モデルとか相乗予測モデルと呼ばれる。こちらの場合は、誘発されるがんの数は、一定線量によってがんの自然発生率の一定倍数増えると考える。一定数と一定倍数。ちょっと見には似ているが、がんの自然発生率は年齢が進むと急速に増加するから、相乗モデルの方で計算すると、被曝者集団が高齢化するとともに誘発がんの見積もりは大変な勢いで増加する。

一九七七年は相加モデルを使っていたのを、九〇年には相乗モデルに変えた。この変更はリスク推定値をかなり大きく押し上げる方向に作用した。

**線量・線量率効果係数**

発がんのリスク見積もりに影響を与えたもう一つは、一九九〇年勧告で初めて取り入れられた線量・線量率効果係数（DDREF）である。これはLNT仮説を支える二本柱のうちの一つ「線量率に影響されない」を修正するもので、高線量・高線量率の被曝に較べ、低線量・低線量率では発がん効果が少ないという実験事実を根拠にしている。ただし、低線量・低線量率の範囲では係数の値を一定として、その範囲内ではLNT仮説を使えるようにしてある。

これについてICRP一九九〇年勧告（七四項）は次のように述べている。

「委員会は、低線量・低線量率における影響の確率の推定値を得るために高線量・高線量率における低LET放射線（X線やガンマ線のこと）についてのデータを解釈するにあたって非直線性を考慮に入れることは、放射線防護の見地からは正しいとする十分な根拠があると結論した。……委員会は、高線量・高線量率における観察から直接に得られる確率係数を二分の一に減らす……ことに決定した。データには大きな散らばりがあり、委員会は、この数値を選んだことはやや恣意的であり、多分保守的かもしれないと認識している」

なかなかわかりにくいが、いずれにしても高線量・高線量率のデータを直線で伸ばして得た値を半分に見積もった、つまりDDREFを二としたのである。ICRPが「保守的かもしれない」というのは「DDREFを小さく（つまり、リスクを大きく）見積もり過ぎているかもしれない」という意味で、この注釈がついたのは、この勧告が依りどころとしているUNSCEAR一九八八年報告書が、DDREFを二から一〇の間としている（UN八八F六〇七）のに、その中の最低の数字を使っているからであろう。

この数字をいくつにするかは、最終結果に非常に大きく影響するので、調査研究の進展に注目する必要があるが、UN二〇〇〇では、当面、二を使うことを支持している。

**確率的影響のリスク**

確率的影響によるリスクは、がん死が中心であるが、致死的でないがんや遺伝影響の扱い方も、七七年と九〇年は多少違う。遺伝影響の扱いでは、七七年には、

表 5-2　ICRP 勧告に見るリスク(損害)の推定値

(単位は $10^{-2}$/シーベルト)

| | 77 年 | 90 年(従事者) | 90 年(公衆) |
|---|---|---|---|
| 致死的がん | 1.25 | 4.0 | 5.0 |
| 非致死的がん | — | 0.8 | 1.0 |
| 遺伝影響 | 0.4 | 0.8 | 1.3 |
| 損害の合計 | 1.65 | 5.6 | 7.3 |

非致死的がん：77 年には入れていなかったが，90 年には算入.
遺伝影響：77 年では第 2 世代まで，90 年では全世代分を算入.

被曝者自身の利害に直結した影響だけを問題にして、遺伝影響は孫の世代までしか考えないのに対し、九〇年では五八年のときと同じに戻って未来の人類全体を考えるようにしている。致死的でないがんによる損失は七七年には入れていなかったが、九〇年には算入している。いいかたもリスクから損害(デトリメント)に変えている(表5-2)。

**遺伝線量と実効線量**

放射線の遺伝的影響は遺伝線量で測った。確率的影響を測るにも物差しがいる。その物差しとしてつくられたのが実効線量(単位シーベルト)である(第二章5節参照)。この二つは、それぞれの時代の放射線管理の柱となった点では共通しているが、違いは大きい。

遺伝線量は、本質的に、集団線量(集団に関して意味をもつ線量)である。個人の遺伝線量というのは計算することもできない。実効線量はしかし、確率的影響の実態が発がんであることから、被曝した個人の健康に関する指標になった。つまり被曝した個人が「どのくらいのシーベルトでどのくらい危ないか(がんのリスクがどのくらいに増えるか）」がわかるような役割である。

ところが実効線量は「どのくらい危ないか」に関して確率的影響よりもっと重要な確定的影響（大人なら骨髄障害や胃腸死、胎児なら奇形の発生など）には使えない。実効線量を算出するための放射線荷重係数に、がんの発生を指標としたＲＢＥが使われていて、その数字は確定的影響、たとえば骨髄障害や腸障害のＲＢＥ値と大幅に違う（何倍も大きい）のである。東海村での臨界事故（一九九九年九月三〇日）の際、大量の放射線を浴びて放医研に入院した三人の患者さんの被曝線量を聞かれた担当者が、シーベルト（実効線量）でなく、グレイ当量という単位で答えたのは、患者の健康に責任をもつものとして当然なのである。しかし、それを聞いた報道関係者が実効線量で理解しようとして混乱したのも、これまた理解できる。

**線量限度の意味**

確率的影響（これは傷害でなくリスクであることに注意）はどれだけ線量を少なくしてもリスク・ゼロにはならないから、多少のリスクは容認する、我慢する、ということになる。とはいえその限度は人それぞれであるし、同じ人でも時と場合によって大きく変わる。一方、世界的な整合性を求められる放射線管理では、その我慢の限度が世界的に統一されたものであることが望まれる。こうした背景があってＩＣＲＰは我慢の限度のグローバル・スタンダードを意識して、線量限度というものを勧告している（表5-3）。

線量限度という言葉は、確定的影響・確率的影響の区別をはっきりさせないまま使うと、しきい値と混同される。字面だけを見れば当然起こる誤解である。一九九九年に起きた東海村の臨界事故の際には、この限度を超えたら「放射線傷害」が起きると解釈した人が多いし、専門家の間でも職業人と一般人で限度が違うのはおかしいという議論もある。

念のために手短におさらいをすると(詳しくは第四章7節)、放射線傷害が起きるかどうかの限度は「しきい値」の話で、これはもちろん、職業人にも一般人にも同じ数字が当てはまる。ここで問題にしているのはそうではなくて確率的影響、ことにがん死のリスクの増加をどのくらいまで我慢するかという話である。

特定のリスク(ここでは放射線によるがん死のリスク)をどこまで我慢するかといった限度の判断は価値観しだいの面があるから、ここではICRPがどんな前提(価値観)、どんな論理で線量限度を決めたのかを見ておこう。

表 5-3 ICRP 勧告に見る線量限度

| | 従事者 | 公 衆 |
|---|---|---|
| 1977 年 | 50 ミリシーベルト/年 | 5 ミリシーベルト/年* |
| 1990 年 | 100 ミリシーベルト/5 年 | 1 ミリシーベルト/年 |

＊その後 1985 年パリ会議声明で 1 ミリシーベルト/年に変更された.

一九七七年勧告では放射線作業者の線量限度を五〇ミリシーベルト/年とし、そう決めた理由を次のように説明している。

放射線と関係のない職業でも種々なリスクがある。そのなかで安全性が高いと評価されている職業では、職業上の危険による平均年死亡率は一万分の一を超えない。したがって放射線作業も放射線による平均年死亡率がこの水準を超えなければ安全な職業といえる。それでは放射線による平均年死亡率が一万分の一を超えない線量とはどれくらいか。それを算出するには、一万分の一という値を七七年勧告のリスク係数(シーベルト当たり一万分の一二五であるが、二〇〇とする)で割ればよく、答えは五ミリシーベルト／年となる。しかしこれは平均の線量での話である。平均の線量をこのレベルに押えるためには線量限度をどのくらいに設定すればよいか。いろいろな職業について放射線の線量限度と実際に浴びている平均の線量を調べてみると、平均の線量は年限度の一〇分の一を超えることはない。そこで線量限度としては一〇倍の五〇ミリシーベルト／年とすれば放射線による年平均死亡率を一万分の一以下にすることができる。

公衆の構成員の場合には、日常生活における放射線以外のリスクから考えて、容認できるリスクは作業者より一桁低い平均年死亡率一〇万分の一とする。一九七七年勧告ではリスクは一シーベルト当たり一〇〇分の一としていたから、これは放射線の量でいえば、一生涯を通し、一ミリシーベルト／年の率で照射を受けたときのリスクに等しい。これと同程度の安全は、線量限度としてその五倍、五ミリシーベルト／年を採用すれば、確保できる。

一九九〇年勧告では、違った考え方に基づいて計算している。

職業被曝については、一八歳から六五歳まで働き、その間ずっと放射線を浴び続けるとして、

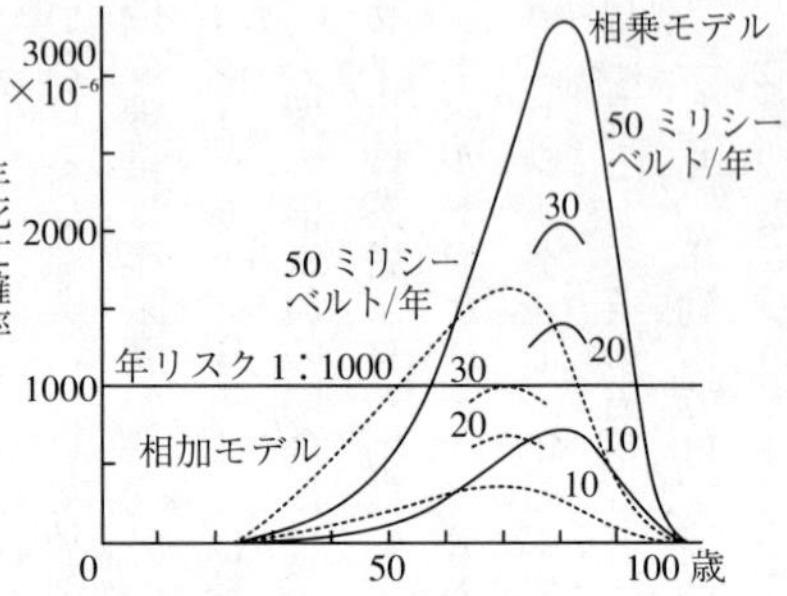


図の中の各曲線は，職業人としての 47 年間，それぞれ 1 年当たり 10, 20, 30, 50 mSv ずつ浴び続けたとした場合．相乗モデルで考えるか，相加モデルで考えるかで違う値になる．いずれも女性についての計算例．
(ICRP 1990 年勧告図 C-9(b))

図 5-1　18 歳から 65 歳まで放射線を浴び続けたとした場合の年当たりの死亡確率

次の計算をする。毎年それぞれ一〇、二〇、三〇、五〇ミリシーベルトずつ浴び続けるグループを想定して、各グループの放射線損害による死亡確率を年齢ごとに算定する。横軸を年齢、縦軸を年死亡確率として描いたグラフ(図5-1)を見ると、全体の傾向は、特に相乗リスクモデルを使った場合は、がんによる死亡確率の年齢分布にそっくりで(注参照)、損害は四〇歳くらいから増えはじめ、一番高くなるのは七〇代後半である。容認可能なレベルと考えられる一年当たり一〇〇〇分の一という値を超えるのは、五〇ミリシーベルト/年で五〇代半ば、二〇ミリシーベルト/年で六〇代半ばである。また一八歳における余命の損失は五〇ミリシーベルト/年で一・一年、二〇ミリシーベルト/年で〇・五年と計算された。これらのデータを基にして、ICRPは従来の線量限度五〇ミリシーベルト/年をやめ、新しく五年間の平均として二〇ミリシーベルト/年の線量限度を採用することに決めた。

公衆の構成員についてもやり方は同じで、違うのは被曝を受けるのが一生涯であること、容認可能なレベルを職業人より一桁低い一万分の一にしてあることである。そうした上で、一、二、三、五ミリシーベルト／年それぞれについて、職業人と同じような計算をして、公衆の構成員の線量限度を一ミリシーベルト／年としている。

なお一九九〇年の線量限度では、致死的がんによる死亡のほかに、その二〇％を非致死的がんによる死亡、さらに二〇％(全年齢層の住民に対しては二七％)を遺伝影響による死亡として加えてある。

注　ここで用いられている種々な前提がグローバルに成り立つとは(特に世界人口の大きな部分を占める発展途上国を考慮したとき)とても思えない。たとえば、放射線リスクの中心に据えられているがんも、三人に一人ががんで死ぬ米欧と、がんよりも栄養欠乏、感染症その他多数の要因が生命をおびやかしている社会とでは、その重要さは全く違うし、「容認可能なレベルと考えられる一年当たり一〇〇〇分の一という」死亡確率も、同じ問題をはらんでいる。

## 5　比較的大量の放射線を浴びた人たちの調査

どんなに低い線量でも確率的影響はゼロにならないとしたら、心配しなければならない人は数多い。職業として放射線を扱っている人たち、自然放射線の多い地域に住んでいる人たち、自然放射線の一つではあるが特に肺がんとの関連が強調されているラドン濃度の高い地域あるいは家屋に住んでいる人たち、等々である。

しかもこの心配のおおもとにあるのは、実際のデータではなく、主として原爆被爆者のデータから一定の計算でもって出した数字である。特にICRPが出す値は社会的影響が大きいので、その数字が大きすぎる小さすぎるといった議論が起きる。その際の論点は、原爆被爆者は放射線を瞬間的に浴びたのに、問題になっている人たちは継続的あるいは反復的に浴びるから、線量が同じとしても影響の度合いは違うのではないか、また、原爆被爆者のデータからLNT仮説を使って計算するというが、データのある線量から遠く離れた一〇〇〇分の一も小さいところにまで直線を伸ばして得られた数字を使うのは妥当か、というあたりが主なものである。

そうしたことから、継続的あるいは反復的な被曝で比較的大量の放射線を浴びた人たちの調査が、多数の人手と大量の資金と長い年月をかけて、いくつもおこなわれている。ここではそうした調査の成果と問題点を、本書をあまり厚くしない範囲で具体的に考えるために、それぞれの分野から一つずつ選んで紹介しよう。

**職業被曝**　放射線を使う職場で働いている人たちの調査は数多い。昔の話としては一九二〇年以前にX線を使いはじめた放射線科医や放射線技師では皮膚がんなどによる死亡が増えて寿命が短かったが、それ以後の人たちの間ではそういう証拠はない(第四章1節)。

そんな昔にさかのぼらなくとも、原子力産業に従事している人についてはわが国はもちろんのこと、世界各国で多数の調査があるし、放射線科医や放射線技師、航空会社の従業員の調査も少なくない。そして放射線を扱っている人の方が死亡率が高いというデータがでる場合もないではないが、多くの場合、差があることを示す証拠は見つからない。逆に、放射線を扱っている人の方が死亡率が少ないというデータがでることもしばしばあって、物議をかもす。

職業被曝関連で紹介するのは、ジョンズ・ホプキンス大学のマタノスキー（一九九一）がおこなった米国における造船所従業員の調査例である。研究者は、約七〇万人の造船所作業者（うち約一〇万八〇〇〇人は原子力作業従事者）に関するデータベースから次の三つの調査グループを選んだ。

(1)職業上の生涯線量五ミリシーベルト以上を受けた原子力作業従事者（NW≧0.5レムと略記する）　二万八五四二人
(2)五ミリシーベルト未満の原子力作業従事者（NW＜0.5レムと略記する）　一万四六二一人
(3)非原子力作業従事者（NNWと略記する）　三万三三五二人

仕事の種類は三群とも同じで、原子力作業従事者がコバルト60ガンマ線の被曝を受けていた点だけが違う。三群の雇用開始年齢の中央値は同じで、ほぼ三四歳であった。研究は一九六〇年代の原子力船修理の開始から一九八一年末まで受けた被曝を含んでいる。いずれのグループもアスベスト(中皮腫や肺がんを起こすことで知られている)の摂取が起こり得るような区域で働いていた(UN九四B二四三)。

各グループごとに五つの死因(全死因、白血病、リンパ性・造血性悪性腫瘍、中皮腫および肺がん)についての標準化死亡比(注参照)を示した表(原論文の表四―一A、UN九四B表四二)があるのでそれを表5-4に転載する。

結論の要点は、

(1)全死因の標準化死亡比――放射線作業従事者の二群とも、非従事者より統計的に有意に低い。三群の中で放射線を一番浴びている群の標準化死亡比は最も低く、一般の米国白人男性の七六%である。非従事者は一般の人と同じである。

(2)白血病の標準化死亡比――放射線作業従事者の二群とも、非従事者より低いが、統計的には有意ではない。

(3)リンパ性・造血性悪性腫瘍(LHC)の標準化死亡比――放射線作業者の二群は一より小さい(死亡率が米国の一般集団より低い)が、NW＜0.5群で有意差あり、NW≧0.5群で有意差なし。非従事者群は一・二と、やや高い。

(4)中皮腫の標準化死亡比――いずれのグループでも、米国の一般集団に較べ有意に高いが、これはアスベスト曝露者が放射線作業者で六八%、非放射線作業者で四九%あることによって

表 5-4　調査集団の標準化死亡比 SMR（括弧内は 95% 信頼限界）

| 死因 | NW≧0.5 レム | NW＜0.5 レム | NNW |
|---|---|---|---|
| 全死因 | 0.76（0.73, 0.79） | 0.81（0.76, 0.86） | 1.00（0.97, 1.03） |
| 白血病 | 0.91（0.56, 1.39） | 0.42（0.11, 1.07） | 0.97（0.65, 1.39） |
| LHC | 0.82（0.61, 1.08） | 0.53（0.28, 0.91） | 1.10（0.88, 1.37） |
| 中皮腫 | 5.11（3.03, 8.08） | 5.75（2.48, 11.33） | 2.41（1.16, 4.43） |
| 肺がん | 1.07（0.94, 1.21） | 1.11（0.90, 1.35） | 1.15（1.02, 1.29） |

説明できる。

(5)肺がんの標準化死亡比——三群ともわずかに高いが、有意ではない。肺がんのこの傾向もアスベストで説明できる。

以上のうち「統計的に有意」と結論されている(1)(4)についてもう少し考えてみよう。

みんなの合意が問題なしに得られそうなのは(4)である。中皮腫はまれな腫瘍でアスベストで発生することがわかっている。しかも各グループのアスベスト曝露の様子もそれを裏書きしているからである。

第一番目の結論、全死因の標準化死亡比は「放射線作業従事者の二群とも、非従事者より統計的に有意に低い」というは、この報告の要点であるが、ディベートに格好のテーマである。

ディベートの立場は三つある。この結論を素直に受けとめ、これは「微量の放射線は健康によい」ことを示す一例だと主張するのがその一つ。第二は逆に、この結論を積極的に否定する——その場合は多分、調査方法の不備を攻撃することになろう。たとえば健康労働者効果をもち出すのはそのひとつだし、あるいは放射線作業者群に較べ非放射線作業群は死亡率の高い病気をもっている人が多かったのだといったことである。第三は、たまたまこういう結果になったのだ、「統計的に有意な差」とはそういうものだ、といって中立を決め込むことである。

ディベートするなら、どの立場をとるのが有利だと思いますか。

注 観察集団の死亡数や死亡率を外部の集団と較べる場合、たとえば年寄りの多い集団だとそれだけで死亡率が高いという結論になってしまうであろう。標準化死亡比はそうした偏りを補正した指標の一つで、観察死亡数を期待死亡数で除して求める。ここで観察死亡数というのは言葉通りのもの。期待死亡数というのは、観察集団の人たちが「標準人口」の人たちと同じ亡くなり方をするとしたときに発生すると考えられる死亡数で、具体的には、観察集団の年齢別死亡率が「標準人口」と同じと仮定して計算する。この論文の標準人口は、観察群を白人に限っているためであろう、米国白人男性としている。

## 自然放射線が多い地域での調査

自然放射線が多い地域は、第三章1節で紹介したように世界中にたくさんある。そうした地域での調査ももちろんおこなわれているが、数は多くないし、完成度も高くない。浴びている線量の評価も難しいし、発がんの状況を調べるのも容易ではないからである。しかし多い少ないは比較の問題でもあるから、たとえば日本国内、アメリカ国内、といった範囲で、自然放射線の多い地域と少ない地域の健康状態の比較調査もおこなわれている。

ここでもまた、具体的に考える資料として、自然放射線が多い地域での調査を一つだけ選んで紹介するが、その前に、そうした調査研究の全体的な結果はどうかが、気になるであろう。答えは、どの調査を見ても「がん死の増加を示す証拠は得られていない」。

さて、中国広東省陽江県に自然放射線の多い地域(〇・四三―〇・五七マイクログレイ／時間)がある。この地域のがん死亡を調べた中国の研究グループは、近くの自然放射線の多くない地域と比較して固形がんの死亡率が有意に低い、と発表した。これは一九八〇年、米国の有名な科学雑誌『サイエンス』に発表されて大きな反響を呼んだ。

この地域を対象とした研究はその後一九九二年、日中共同研究として立ち上がり、それ以降、質の高い研究が続けられている。その共同研究で中心的な役割を担っている菅原努(二〇〇一)は、一九九八年までのデータの「まとめ」で次のように述べている。

まず線量について、

「それまでの報告では村落の周辺の大地からの放射線を測定しそれをそこの住民の受ける線量としていました。日本から近畿大学の森嶋教授らが現地に行って測定して最初に気づかれたことは、屋内の線量が屋外のそれに比べて二倍以上高いということです。その原因は建材の煉瓦にあることが分かりました」

「これを個人毎に測定せねばなりません。それを総ての住民について行うことは実行不可能ですので、一部の人についてては線量計を携帯してもらって個人線量を実測する、その他については居住係数(一日のうちそれぞれの場所にどれだけの時間いたかを係数に直したもの)とそれぞれの場所の線量から計算で求めることにしました」

そうやって改めておこなった線量推定結果では、以前の高自然放射線地域五・三七ミリシーベルト/年、対照地域二・〇一から、今度は五・八七と一・六七となった。

被検者調査の信頼性については、

「今まで一枚の死亡届けによっていたのを、その死亡届けをもとに専門の医師のグループが患者の掛かった病院や医師を尋ねその患者の病気についての詳細な調査を行い、それを定期的に委員会で検討して最終的にがんかどうかを確定するという手順をとりました」

なお、この研究の対象になったのは、高自然放射線地域の住民―高線量群(平均外部線量二・四六ミリシーベルト)二万三七一八人、中線量群(二・一〇ミリシーベルト)二万八八〇三人、低線量群(平均一・八三ミリシーベルト)二万六〇九三人と、対象地域の住民―対照群(平均〇・六八ミリシーベルト)二万七九〇三人、計一〇万六五一七人である。

結果は、全がん、固形がんという分類の他、白血病、鼻咽頭がん、食道がん、胃がん、肺がん、等々の部位に分けて、年齢訂正がん死亡率(注参照)の相対リスクを計算し、次の数字をあげている。全がん死亡率、固形がん死亡率とも、その相対リスクは〇・九六。つまり、高自然放射線地域の方が対照地域より死亡率が低い。しかしその信頼区間はどちらも〇・八〇―一・一五と計算されていて、死亡率が低いという結論は統計学的に有意とはいえない。

部位別に見ると、相対リスクが一より小さいのは、リンパ腫、肺がん、胃がん、肝がん、甲状腺がん、乳がんの六つ。大きいのは、白血病、鼻咽頭がん、食道がん、腸がんの四つ。しかし、どれも統計学的に有意差はない。つまり高自然放射線地域でがん死亡率が高いことを示す証拠もでなかったし、低いことを示す証拠もでなかった。

この研究ではまた、内部被曝を加えた全線量の増加とがん死亡率との関係を調べている。やり方は原爆被爆者の調査と同じで、追跡調査の対象を一九八七年一月一日現在の住民と決めて、その人たちの調査を続けている。固形がんによる死亡について、被曝量〇から九九ミリシーベルトの人たちを対照として各線量群の相対リスクを見ると(表5-5)、どの群も一より小さい数字になっている。しかも四〇〇ミリシーベルト以上の群では相対リスク〇・六六、その上、信頼限界の上限が一より小さいから、この群では死亡の低下は統計的に有意だといってもよい。

これに関し、菅原は科学者らしく慎重に総括して「これから放射線によるがんリスクの増加は見られないと言いたいところですが、統計的な変動の為に増加はないと断言は出来ません」と述べ、また、「原爆被爆者では固型がんの相対リスクは一シーベルトで一・四〇ですから、自然放射線の場合はこれより小さいと言えます。すなわち一回大量照射である原爆の場合のデータをそのまま外挿して用いる(高線量のデータでつくった直線をデータのないところまで伸ばして使

表 5–5　線量群別に見た固形がん死亡の相対リスク

| 線量(ミリシーベルト) | 人数 | 相対リスク | 95% 信頼限界 |
|---|---|---|---|
| 0– 99 | 142 | 1(referent) | — |
| 100–199 | 261 | 0.83 | 0.65–1.06 |
| 200–299 | 211 | 0.98 | 0.76–1.26 |
| 300–399 | 263 | 0.90 | 0.68–1.18 |
| ≧400 | 82 | 0.66 | 0.45–0.98 |

う）のはリスクを大きく見積もりすぎであることを示唆しています」と述べている。

注　単にがん死亡率というと、観察集団一〇〇〇人当たり、一年当たりがんで何人死ぬかという率であるから、たとえば年寄りの多い集団だとそれだけで死亡率が高いという結論になってしまう。年齢訂正がん死亡率はそうした偏りを補正した指標の一つで、観察集団の年齢構成を「標準人口」と同じにして死亡率を計算しなおしたものである。「標準人口」として日本では普通、昭和六〇年のモデル人口を用いるが、「世界人口」というモデルもある。

また相対リスクは、この場合、線量九九ミリシーベルト以下のグループの年齢訂正死亡率を一とした場合のそれぞれのグループの年齢訂正死亡率の比率である。

**屋内ラドンは肺がんを増やしているか？**

ラドンは鉱夫には肺がんを増やしていることが明らかだが(第三章5節参照)、一般人となると話はややこしい。一般の家屋内のラドン濃度と肺がんとの関係を直接調べた研究がいろいろあって、それらでは肺がんが増えている証拠がでてこないのである。

しかし米国環境保護局(EPA)は、鉱山のデータにLNT仮説を当てはめて求めた数字を根拠に、アクション・ガイドライン・レベルとして一立方メートル当たり一四八ベクレル(四ピコキュリー／リットル)を推奨した。ラドン濃度がこのレベルを超えるなら、一般家庭でもそれ以下になるよう手を打ちなさい、というわけである。

一九九九年にでたBEIR-Ⅵ報告書「ラドン被曝の健康影響」(健康影響というと漠然としているが、肺がんのこと)は、それを支持して次のように述べる。

「一九九五年、米国の肺がん死亡は一五万七四〇〇であった。男性の死亡九万五四〇〇のうち約九五％、女性の死亡六万二〇〇〇のうち約九〇％は喫煙経験者である。また約一万一〇〇〇が非喫煙者である。二種類のモデル計算をおこなったところ、肺がん死亡の一〇人に一人、あるいは七人に一人がラドンのせいだということになった。つまり米国全体を考えるとラドンのせいで毎年一万五四〇〇人、あるいは二万一八〇〇人死んでいる。

ラドンに関連した肺がんは、大部分、喫煙経験者に発生する。喫煙とラドンは相乗的に働くので、喫煙者のがんの多くは、たばこをやめるかラドン被曝を少なくすれば防ぐことができる。委員会の推定では、年当たり一万一〇〇〇の非喫煙者の肺がん死のうち、二一〇〇か二九〇〇(数字の違いは計算モデルの違い)はラドンに関連した肺がんである。

ラドンは自然に発生しているので、われわれの家から完全に除去することはできない。環境保護局が推奨するアクション・ガイドライン・レベル一立方メートル当たり一四八ベクレルより高い家屋のラドン濃度を、そのレベル以下に下げることで、委員会がラドンが原因と考える死亡（ラドンだけによるものも、たばことの共同作用によるものも両方含めて）のうち、およそ三分の一は減らせるであろう」

いささかアジテーション気味の文章ではあるが、推奨しているレベルで関係者に行動を起こさせようとすれば、このような言い方になるのかも知れない。このレベルを超える家庭はアメリカで約六％あるし、スウェーデンやチェコは平均でさえ、それぞれ一〇八ベクレル／立方メートル、一四〇ベクレル／立方メートルという（第三章5節参照）から、この問題に巻き込まれる人数は膨大である。

**屋内ラドンは肺がんを減らしている**

一方、「屋内ラドンは肺がんを増やす」という意見に真っ向から反対する人も少なくない。ここではその一人、ピッツバーグ大学のバーナード・L・コーエン（一九九五）の研究を紹介しよう。

「屋内ラドンは肺がんを増やす」論者が、鉱夫のデータにLNT仮説を当てはめ、たばこの影響などを補正して計算で出した数字でもって議論するのに対し、コーエンは米国内一般家庭のラドン濃度を測ってそれと肺がん死亡率との関係を直接調べることから出発する。

すなわち彼は米国全人口のほぼ九〇％をカバーする一六〇一カウンティで家屋内ラドン濃度

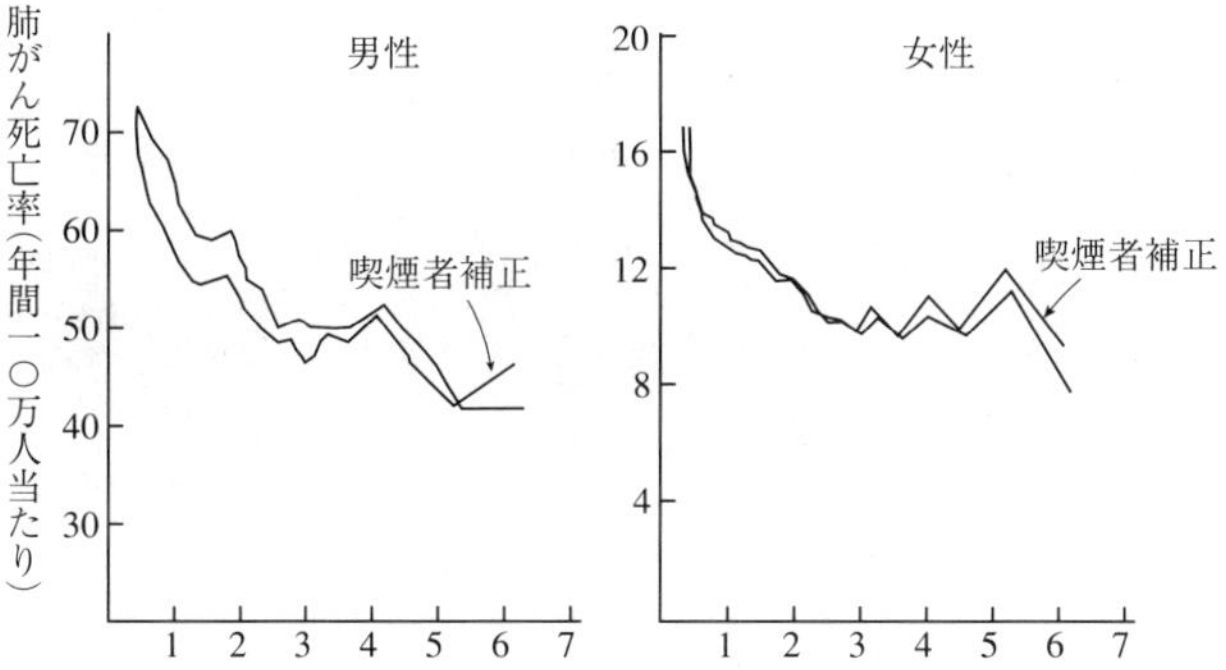


横軸は平均室内ラドンレベル(単位はピコキュリー/リットル). EPAのアクションガイドラインは目盛り4に相当する.
(Cohen; Health Phisics 68: 158, 1995 を改変)

図5-2　室内ラドン濃度と肺がん死亡の関係

を調査し、その調査で得られたカウンティごとの平均ラドン濃度と、また別途調べられているカウンティごとの肺がん死亡率をつき合わせて、図5-2をつくった。この図で縦軸は肺がん死亡率(単位は一〇万人当たり一年当たり)。横軸はラドン濃度。横軸の目盛りは七まであり、一目盛り三七ベクレル/立方メートル(一ピコキュリー/リットル)であるから、EPAが推奨するアクション・ガイドライン・レベルは図の中程の四目盛りに相当する。なお、左図は男性、右図は女性。二本の折線はそれぞれ喫煙率の補正をしたものである。

これらの図を見て驚くのは、ラドンレベルが高くなるにつれて肺がん死亡率が減少していることで、ざっと眺めたところでは、四目盛りのあたりは一目盛り以下と較べて死亡率が六―七割に減っている。そしてこの傾向は喫煙の影響を補正した後でも変わらない。

室内ラドン濃度の上昇とともに肺がん死亡率が減少するというこの傾向は、ラドン濃度がもっと高いところではいずれ反転して上昇に向かうのであろう。それがどこからはじまるかは興味のあるところであるが、ここではわからない。目盛り六、目盛り七あたりはまだ下げ続けているようであるが、この辺りから上は例数がぐんと少なく誤差が大きくなるからである。

いずれにせよコーエンはこのデータでもってEPAやBEIR委員会に真っ向から反対し、屋内ラドン程度の被曝は肺がんを増やすよりは減らす方向に働いている、と主張している。

## 喫煙の影響

ここでちょっと喫煙のことに触れておかなくてはならない。鉱夫の肺がんもそうだったのであるが、発がんに関する疫学調査では、たいていの場合、調べようとする放射線の影響より喫煙の影響の方が大きい。それを明らかに示しているのが図5-3である。この図は、対象を被爆群と非被爆群に分け、それをまた喫煙者かどうかで分け、(被爆+喫煙+)、(被爆－喫煙+)、(被爆+喫煙－)、(被爆－喫煙－)の四群について肺がんの累積死亡率を見ている。左図は男性、右図は女性である。男性で特に注目されるのは(喫煙+)の群では被爆者、非被爆者ともに多く、(喫煙－)の群では被爆者、非被爆者ともきわめて少ない。女性では男性ほどいちじるしくないが、同様な傾向を示している。(ここで被爆群といったのは原文では遮蔽カーマで〇・五〇グレイ以上の被曝者、非被爆群といったのは〇・〇九グレイ以下の被曝者となっ

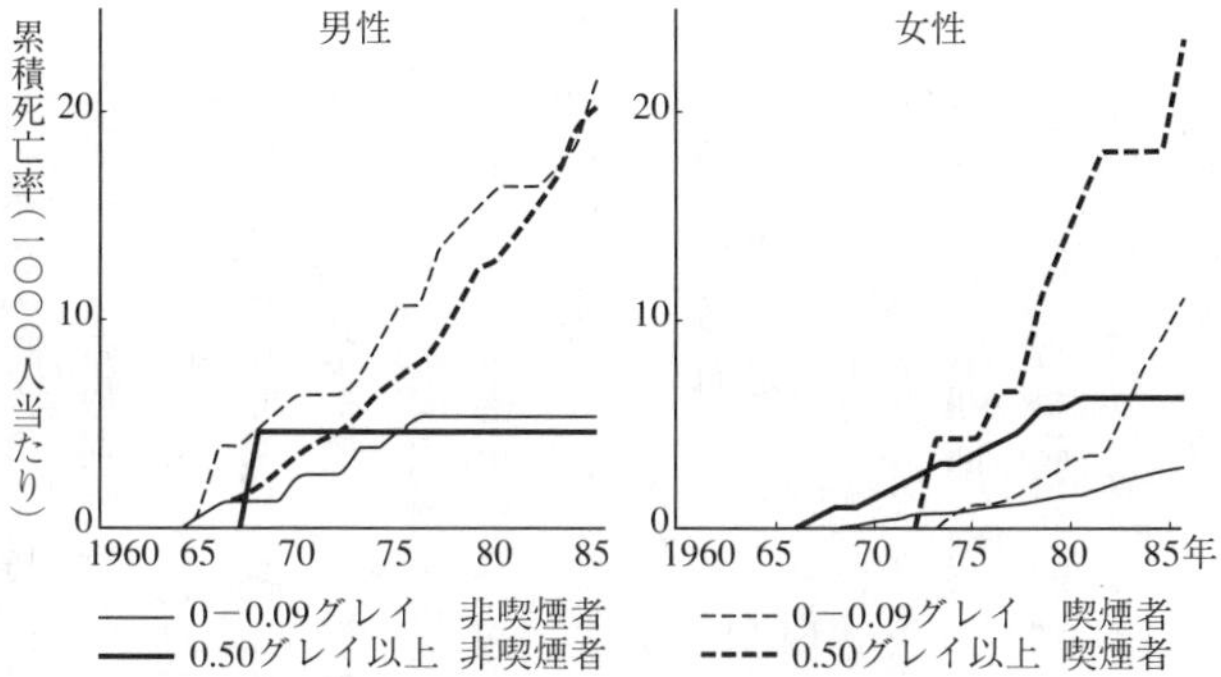


0.50 グレイ以上とか 0.09 グレイ以下とあるのは遮蔽カーマという線量(単位はグレイ)であるが，大まかには吸収線量と同じと考えてよい.
(放射線影響研究所『寿命調査第 11 報』2: 32, 1988)

図 5-3　肺がん累積死亡率に対する喫煙の影響

ている。大まかにはこれは五〇〇ミリシーベルト以上、九〇ミリシーベルト以下くらいに考えてよいであろう。)

そこで疫学調査の立案者は、喫煙者の扱いにはそれぞれいろいろな工夫をこらしている。

## 6　放射線に対する適応応答

### 従来の見積もりは誇張されていた

国連科学委員会(UNSCEAR)は一九五五年に設立されて以来、電離放射線の被曝線量と影響に関する科学的なデータを集めて整理し、国際放射線防護委員会(ICRP)がそれを利用して勧告をつくるといった関係にある。ICRP一九九〇年勧告はUNSCEAR一九八八年報告書に負っている。

ところがこの時代の生物学の進歩は早い。UNSCEARは一九九四年の報告書で「細胞および生物における放射線に対する適応応答」という章を設け、一九八八年の自らの報告書あるいはそれをもとにしてつくられている一九九〇年ICRP勧告のリスク推定値は大きすぎる可能性があると指摘して、次のように述べている。

「科学界は何年か前から、低線量の放射線を照射された細胞と生物は、放射線の影響に対して適応するような変化を起こすことに気付いていた」(UN九四B一)。「従来の低線量放射線の確率的影響リスク推定値は、適応のような過程に対し何らの考慮も払われていなかったことから、誇張され過ぎていたかもしれない」(UN九四本文二八)

**自然放射線がなければ増殖力が悪くなる**

さかのぼること二十数年前の一九七〇年。フランスのプラーネルたちはおもしろい研究をはじめた。「自然放射線を遮断したら生命はどうなるか」である。

手始めに、宇宙や地殻からの自然放射線を遮断するために厚さ一〇㎝の鉛でつくった囲いの中で実験した。単細胞生物のゾウリムシをこの中で飼い、外で飼ったとき(対照)と較べて、増殖率が違うかどうかを見たのである。囲いの中の方の八日間の増殖率は対照の五九%に低下したという。もう一つの実験では、鉛の囲いの中にトリウム(天然の放射性物質)を入れて、囲いの中の放射線量を少々増やした状態でゾウリムシを飼っている。この場合は増殖率は増えた。つまり自然放射線を減らすと増殖率が悪くなるという結果である。

翌年には地下二〇〇ｍの洞穴で実験をおこなった。この洞穴の中は宇宙線量が地上の五分の一から一〇分の一に減る。結果は同じことで、ゾウリムシの増殖率は二日で対照の四七％に下がった。さらに低い線量で研究するため、かれらは洞穴内でさらに五㎝の鉛で遮蔽した実験もしている。その実験では増殖力を表わすのに増殖率ではなく世代時間(細胞分裂から次の細胞分裂までの時間)を使っているが、それが七時間から一〇時間に延びた。つまり、この場合も放射線が減ると増殖力は低下したのである。

プラーネルたちの研究はその後も延々と続けられ、ほかの人も巻き込んで、いまではＵＮＳＣＥＡＲまでがその実験結果を採用して「下等生物では、一日当たり数マイクログレイから数ミリグレイの線量の放射線の存在下で増殖促進が観察されている」(ＵＮ九四Ｂ一)というまでになっている。一日当たりのこの線量は、年当たりにすると一ミリシーベルト弱から一シーベルト弱ということになる。

また、天然のカリウムが放射性であることは第三章4節で述べたが、カリウムから放射性成分(カリウム40)を除いておこなった細胞レベルでの実験もある、という。この件に関しては正式の論文発表がないので正確なところは不明であるが、「the cells looked good but they didn't function」だったと伝えられる。

**放射線ホルミシスという考え**

一九七八年、プラーネルらの実験を追試して、それが間違いのないことを確かめた米国コロンビア州ミズリー大学のラッキー(一九八〇、九一)は、放射線ホルミシスという考え方を打ち出した。ホルミシス(hormesis)という言葉は、彼自身の解説によると、材木を腐らせるカビに対する針葉樹抽出液の効果を研究した一九四三年のサウザムらの論文にある言葉のようで、「ホルモン(hormone)と同じ起源をもち、ギリシア語のホルモ(hormo)、すなわち「興奮する」に由来しているという。

ホルミシスという言葉は新しいが、中身は昔からいわれていたことで「毒になるか薬になるかは量しだい」、「小さいストレスは刺激し、過剰なストレスは抑制する」である。化学物質やストレスについていわれるこれらの原則は放射線にも当てはまるはずだ、として、ラッキーは放射線ホルミシスといいはじめたようである。彼の著書によると、放射線ホルミシスは発生、成長、生殖機能、免疫、発がんなど生命現象のいろいろな局面で見られる。ここではDNAの損傷と突然変異の発生に焦点を絞って考えてみよう。

**細胞分裂とDNAチェックポイント**

これまで漠然と体細胞の遺伝子の変化ががん化の引き金になるとして話を進めてきた。しかし、わたくしたちの身体を構築している細胞がすべてそれに当てはまる訳ではない。がん化の可能性があるのはほんの少数で、それは増殖能をもつ細胞、つまり細胞周期が回転している細胞である。

細胞周期というのは細胞が生まれて次に分裂するまでのひと回りであるが、これはG1期、S期、G2期、M期の四期に分けられている。G1期にはタンパク質や細胞骨格などをつくる。S期に入るとDNA合成をはじめる。G2期でDNAの複製をする。M期では、複製を終わったDNAは染色体となり、左右に分かれて二つの娘細胞の核に入る。

細胞周期を回転させるのは、サイクリンと呼ばれるタンパクとそのサイクリンによって活性化されるサイクリン依存性キナーゼ（cyclin dependent kinase, cdk）の複合体である。その複合体には、G1期からS期への移行の引き金を引くもの、本格的にS期へ進ませるもの……とさまざまなものがあり、これらが密接に共同して活動し、DNA複製と細胞分裂を厳しく監視している。

そのチェックポイントは二つある。一つはG1期からS期に入る時点にあり、ここでは、合成がはじまる前のDNAをチェックする。DNAに損傷が見つかると、G1期からS期への進行を一時停止してDNAの修復をはじめる。修復が完了するとふたたび細胞周期を進行させる。もう一つはG2期の終わり近くにあり、DNAの複製完了をチェックした上でM期への進行を指示し、細胞は分裂する。

DNAに生じた損傷が修復できない場合はどうか。細胞はアポトーシスを起こし、組織から除去される。したがって、次の話題のキーワードは、DNA修復とアポトーシスである。

遺伝子＝じゅず玉模型の時代には遺伝子は滅多なことで傷つかないと信じられていたが、遺伝子＝DNAの時代になると、生きているということはもっとダイナミックで、DNAについても損傷は絶え間なく起こり、それがどんどん治されている有様がわかってくる。

**DNAの損傷と修復**

DNAに生じる傷は大きく分けて三種類ある。多い順にいえば、DNAを構成している塩基に起きる損傷（塩基損傷）、二重らせん構造をしているDNAの鎖二本のうち鎖一本が切れるもの（一本鎖切断）、DNAの鎖二本が同じところで切れるもの（二本鎖切断）である。このうち塩基損傷と一本鎖切断はほとんど完全に治り、修復されないのは一万個のうち一個くらいである。これに較べ二本鎖切断は治しにくく、修復されなかったり修復に誤りを生じたりするのが、一〇個のうち一個くらいあると見られている。このことから突然変異で重要なのは二本鎖切断だとされていた。以下の議論では治りやすさの観点から、前の二つをまとめて塩基損傷or一本鎖切断、後者を二本鎖切断ということにしよう。

放射線がDNAに傷をつける仕組みとして、直接傷つける、DNAを囲んでいる水に活性酸素をつくって傷をつける、の二つがある。直接作用と間接作用といわれる。真ん中にDNAがあり、それを囲んで結合水があり、そのまわりに自由水があるという構造では、放射線（X線やガンマ線）によってDNAに直接傷がつくのは五％、放射線によって結合水に発生した活性酸素による分が二五％、放射線によって自由水に発生した活性酸素による分が七〇％くらいになるようである。

生物が生きていくために体内で昼夜をおかず営まれている酸素代謝も、活性酸素をつくり、DNAに傷をつけている。ただし活性酸素のでき方は放射線とはかなり違う。放射線の場合は短時間に局所的につくられ、酸素代謝では時間的にも場所的にも比較的均一につくられる。

この差は次のような結果を生む。酸素代謝でつくられるDNAの傷はほとんど全部、塩基損傷or一本鎖切断である(ごくまれに一〇〇〇万分の一の割合で二本鎖切断が入る)。これに対し、放射線でつくられるDNAの傷は二本鎖切断の割合が多い(一〇〇個のうち二個は二本鎖切断)。このことから、従来、酸素代謝による傷は塩基損傷or一本鎖切断で修復可能、放射線は二本鎖切断で修復不能という常識ができあがっていた。

この常識に疑問を挟んだのが一九九〇年、ダニエル・ビレンである。ここではそのあたりの議論をさらに発展させたマイロン・ポリコーブの主張を聞いておこう。

**修復不能DNAをつくる主役は酸素代謝**

日常の酸素代謝では一日当たり細胞当たり一〇億個($10^9$)の活性酸素がつくられている。そしてこの活性酸素は一日当たり細胞当たり一〇〇万個($10^6$)のDNA損傷をつくる。このうち一〇〇〇万分の一($10^{-7}$)は二本鎖切断である。したがって酸素代謝によって日常的に生じている二本鎖切断は一日当たり細胞当たり〇・一個($10^{-1}$)である。

放射線ではどうか。放射線は一グレイ当たり細胞当たり二〇〇〇個のDNA損傷を起こす。自然放射線は一年当たり一ミリシーベルトであるから全身に均等に一ミリグレイ当たっていると考えてよい。そうすると、人体内の細胞に(一年四〇〇日で計算して)一日当たり細胞当たり〇・〇〇五個($5 \times 10^{-3}$)のDNA損傷を起こす。このうち一〇〇分の二は二本鎖切断であるから、自然放射線によって生じている二本鎖切断は一日当たり細胞当たり一万分の一個である。

つまり、放射線の専売特許のように思われている二本鎖切断であるが、日常のレベルで見ると、放射線がつくるものより酸素代謝がつくるものの方が一〇〇〇倍も多い。

その二本鎖切断も、修復不能のDNAの数という観点から見ると、影が薄くなる。酸素代謝で生じる二本鎖切断が原因で発生する修復不能のDNAの数は、一日当たり細胞当たりで考えると、二本鎖切断の発生数(〇・一個)に修復不能率(〇・一)を掛けた数だから、〇・〇一個である。塩基損傷or一本鎖切断が原因で発生する修復不能のDNAの数も同じように計算できて、発生数(一〇〇万個)×修復不能率(〇・〇〇〇一)=一〇〇個となる。これは二本鎖切断がもとでできる修復不能DNA(〇・一個)の一〇〇〇倍にもおよぶ。

つまり、日常生活で修復不能のDNAをつくっているダントツの主役は、日常的な酸素代謝で生じている塩基損傷or一本鎖切断なのである。

細胞の死に方には二種類ある。一つは昔から知られていた壊死(ネクローシス)である。壊死が起きるような状況ではそのまわりに炎症が起きる。いや、逆に言った方がよい。炎症の四徴候「赤く、腫れて、熱くて、痛む」はローマ時代のアウルス・ケルススがいい出したというが、一九世紀後半、ドイツのウィルヒョウが細胞病理学を築き上げると、炎症に巻き込まれた組織(細胞群)が局所的に死んでいくのを、全身の死に対比してネクロビオーシス、ネクローシスというようになった。皮膚火傷、毛嚢炎等々、赤く腫れ上がるような「炎」のつく病気では、この形で死ぬ細胞がたくさんでる。

**アポトーシス**

もう一つはアポトーシスである。これはスコットランドのアバディーン大学の三人の病理学者(カーとワイリーとキュリー)がさまざまな病理組織標本を見て、壊死とは違った形の細胞死が普遍的にあるのを確かめ、一九七二年に出した新しい概念である。壊死と違って炎症を伴うこともなく、壊死と違って細胞が膨れあがって死ぬのではなく、すっと縮んで死ぬ。こういう死があることは、ずっと以前からよく知られており、表皮や腸粘膜の細胞が時期がくると死んで表面からこぼれ落ちるのはその例である。

アポトーシス apoptosis という名もギリシア語の「離れ落ちる、木の葉が散る」からとった由で、秋、桐の葉が風もないのにハタリと落ちる様子を連想すると、すばらしい命名だなと感心してしまう。胸腺細胞の放射線死を研究していた放医研の山田武らは、自分たちが研究していたのがまさにアポトーシスであることに気づき、はじめ「枯死」とか「自爆死」といっていたが、『学術用語集』には「細胞自滅」が採用されている。わたくしなら落葉死とか桐葉死というところである。

さて細胞は、チェックポイントで検出した自分のDNA異常が修復できないとわかると、分裂へ進むスイッチでなくアポトーシスへ進むスイッチを押す。最近ではアポトーシスにかかわる遺伝子、タンパク質の構造と機能、死へのスイッチを押すメカニズムまでわかってきたようである。以上のような性格から、アポトーシスは計画的細胞自殺と呼ばれることもある。

## 少量の放射線を浴びるとどうなるか

前述のように生物の体内では、ものすごい数のDNA損傷が絶え間なくつくられており、生体はそれに対処するため、さまざまな種類の防御機構を何段階にも働かせている。右で解説したDNAの損傷修復とアポトーシスもその防護機構の重要な一部を成している。

さて放射線を浴びたとき、細胞はどういう影響を受けるか。大量だったら、修復機能はすべてのDNA損傷を直すことができなくなる。その結果、DNAの永続的変異が増える、つまりがんが増える。少量だったらどうか。少量は少量なりに、がんが増える、というのであれば、いままでと話は変わらない。しかし逆に、DNA損傷修復能やアポトーシスの働きを強化するようであれば、話は別な展開を見せる。

先に述べたように、酸素代謝による修復不能ＤＮＡの数は一日当たり細胞当たり一〇〇個。一方、自然放射線によって生じている二本鎖切断（修復不能ＤＮＡ）は一日当たり細胞当たり一万分の一個。そういう状態のところに放射線を少量照射して防護能力が高まれば、放射線でつくられるＤＮＡ変異が多少増えても、圧倒的多数の酸素代謝経由のＤＮＡ変異が減るから、総体としてのＤＮＡ変異が減り、発がんも減る。つまり放射線ホルミシスががんについても成り立つ可能性がある。

そういうことがあり得るか。機構としては、放射線がつくる活性酸素は酸素代謝がつくるものと違って、パルス的（短時間に局所的につくられる）だから、防護機構を刺激するというのである。証拠はあるか。いくつかある。

少量の放射線照射で活性酸素除去能が高まるかどうかに関しては、ラットの大脳皮質に種々な量の放射線を照射して、活性酸素を除去する酵素（ＳＯＤ）の反応を調べた研究があるが、その結果では、少量の線量を照射すると反応は増え、〇・五グレイで最大になったという。

少量の放射線照射でＤＮＡ損傷修復能が高まるかどうかに関しては、ＤＮＡ損傷の超微量測定法を開発してガンマ線二グレイがつくる塩基損傷（チミングリコール）の修復を直接測った研究がある。その研究では、人間の培養細胞にあらかじめ〇・二五グレイ照射しておくと、続く二グレイ照射による損傷に対し、約二倍の修復能の増加が見られている。

確かめるべき点は山積しているが、従来の放射線発がんのＬＮＴ仮説が放射線によって生じるＤＮＡ損傷の数だけを問題にしていたのに対し、これらの研究は放射線のみならず生物の必須かつ主要な活動である酸素代謝も考慮に入れ、しかも生物側の修復能ないし防御機構という視点から考えている点、生物学的にはより健全な立場に立っているといえるであろう。このあたりの研究が将来どう展開するか、目が離せない。

# 第六章　放射線障害から見た医療

## 1　医療被曝問題とは

### 日常の医療で見られる放射線障害

医療では、放射線を、特にX線を、ごく普通のこととして人体に浴びせている。がん検診、結核検診、人間ドックなどでは、一回量は少ないが、何年にもわたって、病気でない人にもX線を浴びせる。病院で診断に使うときには、病気が重そうに思われる時には特にそうだが、数十ミリシーベルトになることもある。この種の利用は結構多く、現代の日本では、検診や診断でX線を浴びたことがないという人は、少なくとも大人には、いないといってよいであろう。しかし、検診や診断の放射線で「傷害」を受けたという人も、まずいない。

一方、放射線治療では、大量の放射線(病巣線量として一〇〇グレイ近く)を用いる。一〇〇グレイといえば、全身に浴びれば生きてはいられない量である。しかし、がんを治すにはこれくらい必要なので、がんの部分以外には放射線が当たらないようにしながらがんに放射線を集中する。放射線治療を受ける人数は検診や診断に較べれば桁違いに少ないが、それでも年間約二〇万人くらいはいる。そしてこの人たちは何らかの放射線傷害を受けているのが普通である。

## 医療被曝問題というのを知っていますか?

ここで図6-1を見ていただきたい。診断や治療に使っている放射線の量を、他の放射線と実効線量当量(現在の実効線量)で較べたものである。この図を見て、みなさん異口同音におっしゃる。「医療——特に診断や検診——は放射線を使いすぎている」。才気走った人は、この数字に一シーベルト当たりがん死何人という数字を掛け算して「医療被曝でがん死何千人」などと計算してみせる。

また、二五年ほども前には、この種のまとめは遺伝線量でしていたから、「アメリカではX線診断のために受けている利益の代償として、未来世代に一年当たり二〇〇〇ないし二万六〇〇〇の「遺伝的死」の犠牲を支払わせることになっている」(アメリカの高名な保健物理学者K・Z・モルガン)。これが、医療被曝問題といわれるものである。

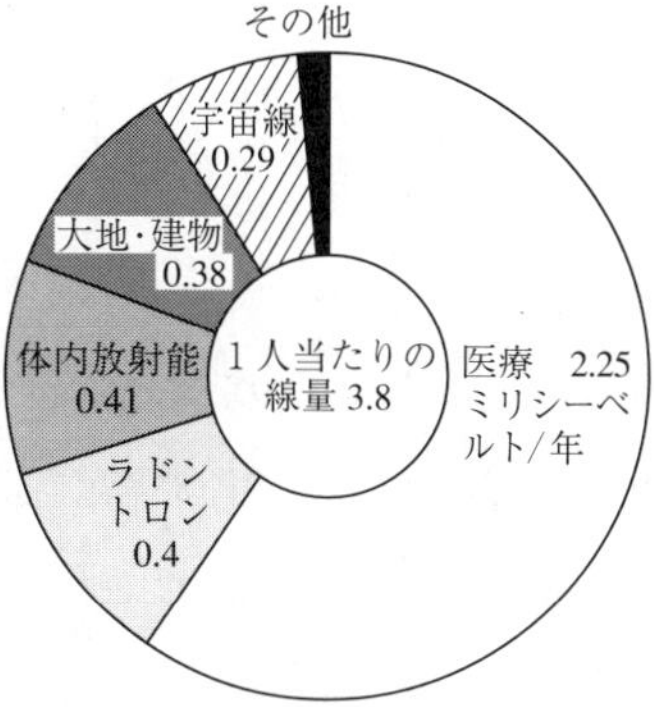


これは実効線量当量で見たもの. 遺伝線量(遺伝有意年線量)で見ると, 最近は調査されていないが, 医療は0.15, ラドン・トロンはほぼゼロ, この2つ以外は変わらず, といったところであろう.
(原子力安全協会『生活環境放射線』143, 1992)

図6-1 医療用放射線による被曝と他の被曝との比較

### 医療被曝問題のはじまり

医療では、患者さんに対して、普通ならやってはいけない行為をすることがある。たとえば手術。普通なら誰であろうと、他人の体にメスなど当てたら犯罪ものである。あんなことが許されるのはなぜか。

もちろん医療でも、めったやたらに人を切ったり放射線を浴びせたりしているわけではない。医療被曝は、本人の依頼を受けた医療チームが、当の本人の健康を願って意図的・積極的に行動した結果の被曝なのである。しかも、医療行為をおこなうにあたっては、患者自身の健康に関して、益が害を上回る見込みがあるかどうかの事前の判断(適応の判断)を重視する。そしてこの場合の「益」は「患者自身の健康に関する益」であって、「社会の益」ではないのである。ここが他の被曝と決定的に違う。一八九六年からはじまった放射線の医学利用もそうした枠組みの中でおこなわれてきた。

この枠組みを大きく揺がしたのが、国連科学委員会が第二回会議(一九五六年一〇月二二日—一一月二日)の際に出した「医界へ望む」であった。この要請文は、本文が全一六項、まとめの部分が四項よりなるA4判で三頁ほどの文書である。これは医療被曝に関する重要な基礎文献であるので、多少長くなるが、ここでその要点を見ておこう(UN五八)。

**国連科学委員会から「医界へ望む」**

「ある国における推定によると、全国民がその生殖腺に受ける放射線量のうち、医学的診断の際に受けるものが最も多いとも考えられ、その線量だけで、自然の放射線源からくる線量と同じくらいに達する場合もある。これに対して、職業的の曝射とか、原子力工業の生産物からとか、医学的治療のための照射とか……の総線量の割合は比較的に小さいようである。放射性降下物から生殖腺が受ける線量は、現在のところ、多くの地域で、自然の放射線源からの生殖腺量の一％程度であるらしい」(七項)

「一般の人々が医学的診療の目的で、照射されている放射量について考える場合、重要視すべきことは……遺伝的障害如何ということであるので、その線量は、全人口集団が平均生産年齢(子供を産むことのできる年齢)を終わるまでに、生殖腺が受けるべき平均線量で示されるべきである」(一四項)

「そこで、委員会は、放射線学者の援助を望みたいのであって、適当な政府機関を通じて、これらの全照射量を減ぜしめる方策についての示唆を与え、かつ、それによって減量が予想せられる程度を推定していただきたい。特に、次の方法によって生殖腺への照射量がどのように減少できるかを知りたいのである」(一六項)

**X線診断による遺伝有意線量の調査**

すぐさまこれに応じた日本は、橋詰雅らが一九五七年に生殖腺線量の推定をおこない、日本人一人平均一三・五ミリレムという試算値を報告した。

国連科学委員会が知りたがった「全人口集団が平均生産年齢を終わるまでに、生殖腺が受けるべき平均線量」は、後に「遺伝線量」といわれるようになるが、これを知るにはかなり大規模な実験と調査が必要である。

最初におこなわれたのが診断用X線による遺伝線量の調査で、その中心になったのは、一九五九年に発足した文部省科研費の総合研究班「医学診療用放射線による遺伝有意線量に関する研究」である。この研究班の成立と活動に関し、橋詰は次のように書いている。

「日本医学放射線学会の物理学者を中心にして国民線量(遺伝線量など集団あるいは国民全体としてみて意味のある線量)の推定のために、文部省に研究班を申請しようということになった。この面での菅原(努、当時放医研室長)の才能は独特のものがあり、その結果まもなく、宮川(正)東大教授を班長にして班員一六名からなる研究班ができた。一九五九年から三カ年計画で初年度一四〇万円の費用をもらうことができた」

「実際に研究班が動き出すと、宮川班長は非常に意欲的に活動し、全国調査はほとんど東大で引き受け、柄川(順、当時東大放射線科講師)が中心になって、統計学の増山氏のアドバイスのもとに次々と重要な資料がそろえられた。一方、測定はファントムを使用して、全国調査の結果に基づき放医研の物理研究部第三研究室で行われた。その間に班員の一人であり、国連(科学委員会)の日本代表の一人である田島英三教授(立教大)などの提案で、国連でも……遺伝有意線量の Definition が……決まった」(遺伝線量、遺伝有意線量については第五章1節参照)

**X線診断の遺伝有意線量は予想より大分少なかった**

「求められた値は撮影件数が年間三七〇〇万枚、透視件数四〇〇万件で、遺伝有意線量は三八・六ミリレム(撮影、透視の寄与がそれぞれ一七・四、二一・二ミリレム)となった」。この値は早速国連科学委員会に報告されたが、橋詰は別のところでこう書いている。「その年国連に報告されたのは日本と米国だけだったが、米国は日本の値より遥かに高い値(一五〇—二〇〇ミリレム。「医界へ望む」が出された背景となっている)だったので、日本からの出席者から私の線量が違っていると言う人がいて嫌な思いをしたが、その後米国が訂正してきた」

一九六二年の報告書には各国の調査結果がでている。全国調査をおこなったのは、日本を入れて、デンマーク(二九ミリレム)、フランス(五八ミリレム)、スウェーデン(三八ミリレム)、英国(一四ミリレム)など八カ国。限られた地域での調査をおこなった国は、西ドイツ(ハンブルグ一八ミリレム)、イタリア(ローマ四三ミリレム)、米国(リッチランド四五ミリレム、オークリッジ五〇ミリレム)などである。

## 遺伝線量は劇的に減った

以上のような研究では、実験や調査をする中で、問題解決の方策が見えてくる。国連科学委員会が「生殖腺への照射量がどのように減少できるかを知りたいのである」としていた要望にも明快な解答が出された。

「測定実験を直接受け持った放医研の加藤(義雄)らは、生殖腺線量が照射野の大きさによって非常に差の出る場合が多く、主線束が直接生殖腺に入る必要のない胸部等では、施設によって一〇倍、一〇〇倍はおろか中には必要な線量の一〇〇〇倍近い線量を被曝させていることに気が付いた。そのためフィルムと同程度の大きさの照射野で、日本中が撮影を行なったとしたときの遺伝有意線量を求めたところ八〇%も減少し、前回の調査で一七・四ミリレムであったものがわずか三・七ミリレムですむことがわかった。この結果をもとに、学会や講演会で照射野はできるだけ小さくするようにPRした」

こうした努力は大きな成果を生んだ。診断用X線についての第二回目の全国調査は、一九六九年におこなわれているが、検査件数は大幅に延びているにもかかわらず、遺伝有意線量は減ったのである。直接撮影の分は、一〇年前の三七〇〇万枚が一億八〇〇〇万枚と四・九倍に増えて遺伝有意線量は一七・四ミリレム(以下同じ)から一五・二に減った。透視の場合も四八〇万件が一七〇〇万件と三・五倍に増えて二一・二から一〇・五へと半減した。このことは、加藤の予測と見事に一致する。全体の合計で見ると、X線の診断利用による遺伝有意線量は、一九五九年が三八・六、一九六九年が二六・五ミリレムであった。

## 2　医療被曝問題の変質

**どこまで減らせばよいのか**　X線診断の遺伝有意線量は、検査件数の大幅な伸びにもかかわらず、その後も七四年一六・五ミリレム、七九年一五・〇ミリレムと減った。しかし、どこまで減らせばよいのか。その方法にしても、加藤の提案の範囲ならば問題ないが、無理をして数の削減、質の制限(線量を減らすとX線写真の画質は悪くなる、画質が悪くなると診断能が落ちる)にまで踏み込むと、患者の利益か社会の利益かの、対立を引き起こす。

わたくしたちはそうした事態を想定し、またその場合は、数の削減よりは質の制限の方が効果が大きいと考えて、一九七二年から低線量撮影法の開発に向けて、X線写真の被曝線量と画質と診断能との関係に関する研究をはじめた。医療効果を損なわずに検査の数を一〇分の一にするのは至難であるが、画質が少々悪くても役に立つなら、線量を下げる手段はいくつもあるし、当時の技術状況からすれば線量を一〇分の一にすることは難しくないからである。

ところで医療では、患者の利益と社会の利益はしばしば対立する。その折り合いのつけ方は、微視的には個々のケースで異なるが、巨視的にも時代によって社会によって大きく揺れる。極端な場合、「社会の利益のために」患者の存在自体を抹殺した社会もあった。しかし、わたくしたちの社会はそうではないはずである。「患者のために」社会の他の構成員が実にさまざまな形で負担を分け合うことが基本的了解事項として存在する。

したがって放射線医療の遺伝影響の場合も、議論すべきは、人類一般に迷惑をかけるかどうかではなくて、その大きさがバランスを失して大きすぎるかどうか、である。このバランスから考えて遺伝有意線量十数ミリレムは妥当なのか。残念ながらこれを判断する一般的な基準はない。お前の判断はと聞かれれば、「問題にするには当たらない」と答える。わたくしたちがどこに住むか、どう行動するかで変わる自然放射線の変動幅(日本国内で線量が最低の地域から最高の地域へ引っ越すと、年当たり〇・七ミリシーベルト＝七〇ミリレムの実効線量の増加がある。第三章参照)から考えても、「喜捨」を断るほどの負担とは思えないからである。

### 益を享受する人と損を負担する人

さいわいなことに医療被曝の問題はそこまで先鋭化しないで済んだ。その後まもない一九七七年、国際機関が放射線防護の主たるターゲットを「遺伝からがん」に変えたからである(第五章2節参照)。この変化は、わたくしのように医療被曝の低減に努力していたものにすれば「敵は毛利ではなく本能寺だ」といわれたに等しかったし、医療にとってまことに重要な変更なのだが、ことの重大さを理解している人はあまり多くないようである。

これまで見てきたように、医療被曝が問題になったのは、遺伝影響を通して人類全体に迷惑をおよぼすとみなされたからである。しかし、問題ががんであれば、他人には関係ない。医療被曝の害も益も受けるのはその患者だけだからである。したがって医療目的で放射線を照射する際に大事なのは、その患者自身の健康に関して、益が害を上回る見込みがあるかどうかの判断、それだけだ、ということになる。これは何も目新しいものではない。医療では昔から「適応の判断」などと呼ばれて、大事にされてきたものである。

放射線防護の専門家の中には、「適応の判断」を、ＩＣＲＰが一九七七年勧告で導入した「正当化」と同じに考えている人がいる。しかしこれは違う。正当化は「適応の判断」に似てはいる（正当化ということがいわれはじめたとき、わたくしはＩＣＲＰが医療における「適応の判断」を取り入れたものだと思ったほどである）が、問題の放射線が人体に照射されることによって、誰がそのリスクをこうむり、誰がその利益を手にするかを考えると違いは明らかである。医療の場合は、どちらも同じ患者。この原則を外れるのはあくまで例外で、その場合は生体腎移植などのように、つねに倫理問題として議論された上で利用される。

この点に注意して正当化の定義を見てみると「いかなる行為も、その導入が正味でプラスの利益を生むのでなければ、採用してはならない（七七年勧告一二項）」となっている。主語は明確でない。おそらく社会全体で考えるのであろう。その結果、原子力発電などの立地問題で「都会の人の利便のためになぜわれわれが被曝のリスクを引き受けなければならないのか」といった議論がでてくる。「正当化」では、被曝の損を引き受ける人、得する人が必ずしも同じ人である必要はないし、それどころか別人であることの方が多いのである。

### 白血病有意線量とがん有意線量

医療被曝で患者本人に与える影響といえば、一九五〇年代の考え方では、白血病であった。また橋詰の文章を引用しよう。

「引き続き白血病の原因と考えられる骨髄線量の推定をすることになり、一九六二年から三ヵ年計画で研究班が作られた」。そこで、「調査は宮川、安河内(浩、当時東大放射線科講師)を中心とする東大グループが、測定は放医研があたることになったが、日本人の赤色髄の分布が不明のため、九大の橋本、名大の山田両教授の骨髄の体内分布の結果を待って測定に入ることにした。骨髄線量については、国連科学委員会もその計算方法を示していないので、班会議を再三行なって」計算式を定め、さらに白血病有意線量も定めた。

これはこういうことである。一つは、骨髄に被曝すると白血病が発生するが、骨髄は体のあちこちにあるので、その平均値をどうやって求めるか、である。もう一つは、平均骨髄線量だけでは白血病の発生をきちんと評価できないので、どうやってそれを補正するか、である。補正には遺伝有意線量で考えたと同じように、平均骨髄線量にある係数を掛けることになるが、この補正係数を白血病有意因子、補正した結果は白血病有意線量と呼ばれた。

少し後のことになるが、やがて固形がんの重要性が明らかになると、わたくしもお手伝いをして(固形)がん有意因子とがん有意線量という考え方が定まった。白血病有意線量とがん有意線量。この二つで患者本人がこうむる医療被曝のマイナスは定量的に測れる。後は医療被曝のプラスが定量的に測れれば「適応の判断」はすっきりしたものになる。これについてはX線検診のところで触れる。

文部省の研究班は六年間続いて終了した。しかし、医療被曝の調査課題は次々とでてくる。橋詰は次のように書いている。「やむを得ず放医研で科学技術庁の放射能調査費の援助を受けて続けることにした」。「X線の利用は年々増加する一方その内容も変化するため、始めは一〇年間隔で遺伝有意線量と白血病有意線量を推定していたが、一九六九年から約五年間隔でこれ等を推定することにした」。「国連もこれと同調した形となり、国連の報告書も第二回のまとめを一九七二年に、又第三回のまとめは一九七七年に行われた」

## 医療被曝の調査

ただ一九七七年の報告書が準備されたのは、放射線防護の考え方が、遺伝からがんへ大きく方向転換している最中である。載せてあるデータは、大部分の国が遺伝有意線量。骨髄のデータを出したのは世界中でたった六カ国(ドイツ、日本、オランダ、スウェーデン、英国、米国)、それも平均骨髄線量だけで、白血病有意線量のデータは全然載っていない(UN七七 F Table 一三)。

放射線防護の主要目的が遺伝からがんに変わったことは、その後の医療被曝の調査に大きな影響を与えた。遺伝有意線量や骨髄線量の調査はおこなわれなくなって、実効線量当量(後に実効線量)がそれに代わった。

放医研における医療被曝の調査は、その後も引き続いておこなわれており(表6-1)、責任者も、橋詰から、丸山隆司、西澤かな枝と代替わりしてきている。これらの調査結果は、数年ご

表6-1　医療被曝の調査年次

| | | | |
|---|---|---|---|
| 1957 | 診断用X線(試行) | 1980 | 歯科(3) |
| 1959 | 診断用X線(宮川班) | 1981 | 胸部集検(4)，胃集検(3) |
| 1961 | 歯科(村井氏) | 1984 | 職業被曝 |
| 1962 | 放射線治療(宮川班) | 1985 | 歯科(4) |
| 1965 | 胸部集検 | 1986 | 診断用X線(5) |
| 1968 | 職業人 | 1987 | 核医学(3) |
| 1969 | 胸部集検(2)，胃集検(1) | 1988 | 放射線治療(4) |
| | 診断用X線(2) | 1989 | 歯科(5) |
| 1970 | 放射性医薬品 | 1990 | 診断用X線(6) |
| 1971 | 放射線治療(2) | 1992 | 核医学(4) |
| 1973 | 歯科 | 1994 | 歯科(6) |
| 1974 | 診断用X線(3) | 1995 | 集団検診 |
| 1975 | 胸部集検(3)，胃集検(2) | 1996 | 診断用X線(7) |
| 1977 | 放射性医薬品(2) | 1997 | 核医学(5) |
| 1978 | 放射線治療(3) | 1998 | 放射線治療 |
| 1979 | 診断用X線(4) | 1999 | 歯科(7) |

とにでる国連科学委員会報告書に掲載されているが、同書に引用されている日本の研究成果は一九八二(昭和五七)年には特に多く、二〇編にもおよんでいる。

**患者の思いと遺伝線量で害の大小を測ることのずれ**

医療被曝の大小やリスク・ベネフィットが、最初に遺伝線量という物差しで論じられたことは、放射線医療に大きな影を落とした。

それに関した話を一つ。患者は、治療の放射線より診断の放射線を恐れる。ひとり二人のことではない、かなり大勢がそうである。事実は患者が浴びる線量は、治療の方が断然多いにもかかわらずである。これは一見、奇妙であるが、患者さんの気持を推し量ってみると、そう思うのも当然という気がする。患者さんは「自分が受ける医療の利益や危険は自分の健康を中心に判断されている」と信じている。勝手に信じるのではない。これが前提にあって医療は成り立っているからである。そこへ専門家が「治療より診断の方が害が大きい」という。いわれている害はこれまた遺伝影響というつかみどころのないものである。その上、遺伝といわれれば、物事を具体的に考える人は、わが子への害を思うから、専門家が集団線量として問題にする遺伝線量の多さを、「自分自身に」降りかかってくる害の多さと受けとめるのは当然なのである。

さらには「X線診断には放射線の害がある」、「放射線を浴びると白血病になる」という考えも、いわば常識として定着したから、次のようなことも起きる。

一九七八(昭和五三)年三月一三日午前一一時三〇分、山田赤十字病院の外来で診察をしていた胸部外科の医師が、一人の患者にガソリンをかけられライターで火をつけられて焼き殺された。この患者はその一年ほど前に「結核の疑いがある」ということでレントゲン検査を受けたが、それ以来「自分の健康がすぐれないのはレントゲンによって起きた白血病が原因」と思いこんで、医師を恨んだものという。

こうした混乱は遺伝線量が実効線量と交替した現在も解決されないままである。遺伝線量はもともと集団の害を問題にする集団線量であった。その後継ぎとして登場した実効線量は、個人の線量としての性質と集団の線量としての性質の二面性をもっているが、放射線防護の専門家の議論は国連科学委員会報告書を含め、集団線量(集団実効線量)としておこなわれるだけだからである。

なお、実効線量を個人の害の指標として使えば、「適応の判断」の定量化に役立つ。そのような使い方は次節に示す。

## 3　X線検診はがん死を増やすか?

放射線を浴びるとがんになる。なのにX線検診は大勢の人に放射線を浴びせる。X線検診は看板とは逆にがん死を増やしているのではないか?

これがこの節のテーマである。

### X線検査の被曝を考える際の線量二種

この問題は、放射線の量をはっきりさせて考えないと、結論がいい加減になる。線量といえば、前節では、遺伝影響を議論するための線量、白血病を議論するための線量など、いろいろな名前の線量がでてきて、さぞわかりにくかったであろう。でも今度は大丈夫。いままで何度も名前のでた二種類の線量を使い分けるだけである。確定的影響を議論するための吸収線量(単位グレイ)と、確率的影響を云々するための実効線量(単位シーベルト)である。

実のところ、この問題を放射線一般にまで拡張して中性子線やアルファ線まで含めて考えようとすると厄介である。確定的影響のRBEをどう設定するかという、難題がでてくるからである。その点、医療被曝はX線・ガンマ線に限られているから楽である。RBE(生物学的効果比)を掛けるにしても一としてよく、数字の部分には変わりはない。しかも確定的影響を考えるときは吸収線量を、確率的影響のときは実効線量を使うということにすると、単位を見ただけでどちらの影響の話をしているのかがわかる。

**吸収線量から確定的影響を考える**

確定的影響を考えるには身体各部位の吸収線量が重要である。まずここでは胸部の検査をするとして、胸部間接と胸部CTを較べながら身体各部位の吸収線量を見てみよう。

胸部間接では、立っている被検者の背中側からX線を照射する。照射の範囲(これを照射野という)は「絞り」を使って胸部に限定する。絞りはなかなかよくできていて、頭や下腹部など照射野に入らない部分はX線をほとんど浴びない。遺伝線量を下げるのに役だった一つは、実はこの技術である。照射野のなかでも、浴びる量は場所によって大幅に異なる。胸部間接では背中が一番たくさん浴び、前の方へ行くにつれてだんだん減り、体の前側は数十分の一ほどになる。吸収線量は背中の皮膚の部分でおよそ〇・三四—〇・七四、体の前側に位置する乳房で〇・〇二四—〇・〇三六ミリグレイである。

CTでは、周囲をぐるぐる回りながら照射するので、体の前後の差はそれほどなくなる。C

Tで胸部全体を撮影した場合のある測定例を見ると、最大の線量を受ける皮膚の部分で二一・六ミリグレイ、乳房で一五・六三ミリグレイであったという。

X線検査の吸収線量はわかった。それが何の役に立つのか。各部位の吸収線量とその部位の確定的影響のしきい値を較べると、確定的影響が起こるかどうか、予測できる。

表 6-2　胸部 X 線検査の吸収線量
(単位はミリグレイ/検査 1 回当たり)

a) 体の部位および大きさによる違い(間接撮影)

| 臓器・組織 | 小児 | 成人 | 青年 |
|---|---|---|---|
| 甲状腺 | 0.058 | 0.03 | 0.069 |
| 肺 | 0.102 | 0.171 | 0.28 |
| 食　道 | 0.094 | 0.124 | 0.176 |
| 乳　房 | 0.053 | 0.036 | 0.024 |
| 胃 | 0.077 | 0.044 | 0.057 |
| 肝　臓 | 0.034 | 0.076 | 0.064 |
| 結　腸 | 0.00144 | 0.0072 | 0.0073 |
| 膀　胱 | 0.0043 | 0.0022 | 0.0061 |
| 骨表面 | 0.088 | 0.102 | 0.088 |
| 赤色骨髄 | 0.052 | 0.060 | 0.052 |
| 精　巣 | 0.0034 | 0.00014 | 0.00014 |
| 卵　巣 | 0.0054 | 0.0008 | — |
| 大腸上部 | 0.0052 | 0.0022 | 0.0029 |
| 腎　臓 | 0.090 | 0.020 | 0.025 |
| 膵　臓 | 0.075 | 0.053 | 0.041 |
| 脾　臓 | 0.096 | 0.067 | 0.051 |
| 皮膚(入射面) | 0.185 | 0.340 | 0.740 |

(丸山他「厚生省がん研究久道班平成 6 年度報告」1995)

b) 病院による違い(直接撮影)
1297 施設の皮膚(入射面)線量を調べ，少ない方から並べて

| | |
|---|---|
| 順位 1/4 番目 | 90 マイクログレイ |
| 順位 2/4 番目 | 130 |
| 順位 3/4 番目 | 200 |
| 平　均 | 220 |

(森他『日本医放会誌』60：863–867，2000)
*順位 3/4 番目より平均の方が多いのは，少数だがきわめて大きい線量の施設があることを示している.

いくつかのX線検査について、体の主な場所の吸収線量を、表6-2に示したので、これを確定的影響のしきい値(表4-3および表4-4)と較べて見ていただきたい。ここで述べた胸部間接やCTはもちろんのこと、X線診断のどれを見てもしきい値を超しているものはない。つまり確定的影響は、通常のX線診断では、まず問題にならない。

**実効線量から確率的影響を考える**

確率的影響(発がん)については普通、一人の人間全体を考える。これを吸収線量で議論するのは厄介である。というのは、(1)医療放射線は全身に一様には照射されない。どこの線量で議論するのか。また、(2)体の部位によって、放射線による発がんのリスクが違ってくる。そこで考え出されたのが以上を補正した実効線量である(第二章5節参照)。表6-3に種々のX線検査の実効線量を示した。

表6-3　種々のX線検査の実効線量(単位はミリシーベルト/検査1回当たり)

| 検査部位 | 実効線量 |
|---|---|
| 頭部 | 0.102*1 |
| 胸部 | 0.056*1 |
| 腰椎 | 1.490*1 |
| 股関節 | 0.485*1 |
| 下肢 | 0.0096*1 |
| CT(胸部全体) | 6*2 |
| 胸部X線検診 | 0.053*3 |
| 胃X線検診 | 0.6*4 |

＊1　成人男性：丸山他, Radio isotopes, 45: 761 (1996)
＊2　Nishizawa et al.; Rad. Pro. Dosimetry, 67: 101(1996)
＊3　丸山他「厚生省がん研究久道班平成6年度報告」(1995)
＊4　丸山他「厚生省がん研究久道班平成5年度報告」(1994)

確率的影響で重要なのは「しきい値」がない、とされていることである。だから、診断で使うくらいの少量の放射線でも、期待されるベネフィットと放射線のリスクを考慮する必要がある。こういう考慮は、検診のように結果として大勢の健常人に放射線を浴びせることになる場合にとくに重要なので、胃がんのX線検診を「さかな」にしてやや詳しく議論しよう。

### 胃X線検診のリスクとベネフィット

胃X線検診を、放射線のリスクと検診のベネフィットという切り口で論じたのは、おそらくわたくしが最初である。この論文を出した一九六六年当時は、ICRPやUNSCEARも、低線量放射線の影響を遺伝中心に考えており、被検者自身に関しては白血病とその他のがんが半分半分と推定していた時代であった。この論文は、放射線の害を当時の常識にしたがって考えた上で、リスクとベネフィットを較べ「胃X線集団検診は若年者に行えば、益よりも害の方が大きい場合が生ずる。胃の集団検診が全国的規模に拡大されようとしている現在、早急に年齢の制限を明示する必要がある」として四〇歳以上に限ることを提案した。なお、同時に「胚に対する被曝。とくに四〇―四四歳の女性にやや問題が残る」とも指摘している。なお、胚・胎児については、次節で論じる。

この議論をさらに進めるには、もっと精密なデータが必要になる。放射線によるがんのリスクについては、一九七二年になって、UNSCEARや米国のBEIR委員会からもっと詳しい推定値がでた。UNSCEARのものは幅のある推定値であったが、BEIRのは、まとめていうと一〇〇万人当たり一ラド当たり、白血病が二五、その他のがんが一五〇といった数字である。これは後のICRP一九七七の数字に近い。

X線検診によるがんのリスクを見積もるには、間接撮影の線量が重要である。また検診は、間接だけではなく、その後の精密検査までが一体化されたシステムなので、精密検査としておこなわれる直接撮影や胃内視鏡のリスクも算入する必要がある。

ベネフィットには、間接写真の読みすぎ率、見落とし率をはじめとして、集団検診で見つかった人と集団検診を受けずに直接病院に行った人とで治る率がどのくらい違うか、などが関係する。これらのデータは胃がん集団検診学会などの関係者が丹念に集めている。

そこで、以上のようなさまざまなデータを利用させていただいて、わたくしたち(飯沼武、舘野之男、橋詰雅、梅垣洋一郎、北畠隆)は胃X線検診のリスクとベネフィットを分析した論文を発表した。一九七七年のことである。

結論は、(1)ベネフィットは検診を受ける年齢とともに急激に多くなる。これは、胃がん罹患率が年齢とともに急激に高くなることを反映している。(2)リスクは逆に年齢とともに少なくなる。これは放射線発がんが非常に長い潜伏期をもっていることの表われで、年齢のいった人ほど、放射線がんがでる前に寿命がつきてしまうからである。(3)ベネフィットとリスクが同じ値になるのは三〇歳代半ばである。

この発表が社会に与えたインパクトは大きく、(1)四〇歳未満の胃集検受診は控えるようにというキャンペーンが強力におこなわれた。また、(2)線量を減らすための技術開発が積極的におこなわれた。(3)放射線防護の専門家の多くは、X線を使わない検査法への乗り換えを勧めた。この場合でいえば内視鏡である。

これらの問題解決法の効果はどうだったか。あとから評価すると、主要な成果を上げたのは(2)である。一九七七年の論文では一検査当たり四・五ミリシーベルトという数字を使ったが、これは、一九七五年の実態調査に基づいてのことで、当時、主に使われていたミラー方式の間接撮影装置はこのくらいの線量が必要だったのである。それがキャンペーンの結果、感度がずっとよいイメージ・インテンシファイア方式の装置の導入が急速に進み、一検査当たりの線量は〇・六ミリシーベルトに激減した。そして五年後の一九八〇年には、ベネフィットとリスクが同じ値になる年齢は、二〇歳代前半に下がった。

提案(3)は、きちんと評価してみると意外な結果になった。なるほど内視鏡は、放射線被曝がなくて安全だし、かつ精密検査に使うくらいだから細かい所見が見える。しかし世の中のリスクは放射線だけではない。それぞれに特有なリスクがある。実態調査によると内視鏡検査一件当たり一〇万分の一の致死的事故がある。これから計算して、内視鏡を第一線に立てた胃検診は間接X線より一桁以上もリスクが大きいという結論になった。

### マンモグラフィーを用いた乳がん検診

最近盛んになってきたマンモグラフィー乳がん検診はどうか。マンモグラフィーというのは乳房のX線写真のことであるから、ここでも胃の集団検診と同じ配慮が必要である。

早くから乳がん検診にマンモグラフィーを導入している欧米諸国ではいくつかの研究がある。ごく最近の論文を一つだけ紹介すると、五〇歳からはじめて七五歳まで毎年検診を受け続ける女性では、死亡率の減少で見たベネフィットは放射線リスクのほぼ一〇〇倍になる。三五歳からはじめて七五歳まで受けるとしても、ベネフィットは、放射線リスクの二五倍以上と見積もられている。

日本でも一九九四年頃から、乳がん検診にマンモグラフィーを導入する研究がはじまった。検診は、対象となる人たちの中にがんの人が多くいる(有病率が高い)ほどベネフィットが大きい。その点日本は、乳がん罹患率が高くなっているとはいえ、欧米ほどではないから、ベネフィットは欧米と同じにはいかないかも知れない。そこでわたくしたちはマンモグラフィー検診を導入する事前評価の一つとして日本のデータに基づいた分析をおこなった。結果は、リスクとベネフィットがバランスするのはほぼ三〇歳。それ以上の年齢ではベネフィットの方がずっと大きくなると予想された。

## X線検診はがん死を増やすか?

この節で紹介した胃検診とマンモグラフィー検診の評価では、ICRPの立場から、つまり、放射線発がんの直線しきい値なし仮説(LNT仮説。第五章の3節と4節を参照)を支持する立場からおこなったものであった。その場合、これはがん検診の評価であるから、ベネフィットの方はがん死の減少で見るが、わたくしたちの一九七七年以降の論文では、もう一歩踏み込んで、がん死を免れたために長生きできる年数で測っている。リスクの方は、検診を受けることによって放射線がんが発生し、そのために早死にする年数で測っている。こうすると、ベネフィットもリスクも、どちらも単位は人・年。同じ尺度で較べられるので、判断は容易である。つまり、検診のX線でがんが発生するとしても、「われわれの研究でベネフィットが上回っている範囲であれば、正味ではがん死をへらす」。

この問題にはもう一つ、「根拠に基づく医療」(Evidence-Based Medicine, EBM)の立場からの答えもある。EBMは最近、臨床医学で力をもってきた考え方で、疫学的な根拠に基づかない医療は拒否しようとする。肺がん検診無効論が主張されたのも、薬が効くか効かないかの議論も、多くはこの観点からおこなわれている。そこで放射線発がんに関する膨大な数の疫学調査を調べてみると「X線検診程度の微量放射線(胸部検診で〇・〇五ミリシーベルト、胃検診で〇・六ミリシーベルト)」で発がんが増えたというデータは見あたらない。一〇〇倍の六〇ミリシーベルトでもまだない。

国際的なサーベイを欠かさない国連科学委員会は次のようにいっている。

「一九八八年の報告書において、初めて〇・二—〇・五グレイの線量で、数種のがんに対する過剰死亡率の有意な増加が認められたことは注目に値する。また、限られてはいるものの、〇・二グレイ未満の線量域の発がん効果を直接的に示唆する証拠も示された。もちろんこれらの調査には、それぞれ弱点がある」(UN九四A四〇六)

これは、世界中が、長い年月と莫大なお金をかけてやった疫学調査のまとめである。〇・二グレイは、ここでは二〇〇ミリシーベルトと考えてもよいから、EBMの立場からすると、一ミリシーベルト程度のX線検診でがん死が増えるとは認められないことになろう。

これが「X線検診はがん死を減らすより、増やしているのではないか?」という質問への答えである。

**一般のX線検査はどうか**

病院や診療所での一般のX線検査はどうか。健康な人に対するがん検診は病気(それも致死的がん)を見つけることが目的だったから、わりあい単純化した議論ができた。一般のX線診断は目的も効果もあまりに多様で、検診と同じには扱えない。とはいえ検診で得られたいくつかの数字から、大まかなところを押さえることはできる。

手がかりは検査対象中の有病者の頻度(有病率)である。胃がん検診では一〇〇〇人検診して一人患者が見つかれば(有病率〇・一%)、間違いなくベネフィットが大きい。個人の側から見れば、胃がんをもっている確率が一〇〇〇分の一以上なら間違いなくベネフィットの方が大きいといえる。

そこで、いろいろな病気について「どの程度」ありそうだったら撮影するのが妥当かを考える。字義通りに考えて、〝万一〟はX線写真の撮りすぎで〝百一〟なら良いのか、あるいは〝百一〟では見落としが多すぎるから〝千一〟を考えて撮影すべきか、である。これに対する直観的な答えは、見逃したら重大な結果になるものは予想される確率が〝千一〟、〝万一〟と相当低くても撮影した方がいいし、重大でなければ〝百一〟あるいは〝十一〟と、深追いしない方がいいということになろう。つまり、どこまで深追いするかは、予想される病気の重大さと、予想される頻度に関係している。

こういう観点からすると、診療所や病院で検査を受ける人たちは、病気の重大さはさまざまであるにしろ、集団検診に集まってくる人に較べて有病率がずっと高い集団であることは明瞭である。がんでいえば、マスコミが対がんキャンペーンを張ったり、有名人ががんで亡くなったりすると、受診者の中にいわゆる「がんノイローゼ」が増えて対応しきれないほどになるが、そうした場合でも「がんノイローゼ一〇〇人に一人は本当のがん患者」といわれることを考えると、がんノイローゼといわれる人たちの間で一般人より有病率が高い。つまりX線検査の正味の利益は大きい。大局的に見れば、直観的な判断が〝X線写真をとった方がよい〟となった場合は、放射線のリスクがベネフィットを上回ることにはならないと思われる。

ここまできてやっと、この章の最初に紹介した疑問、「医療——特に診断や検診——は放射線を使いすぎている」や「医療被曝でがん死何千人」に答えることができる。「一つ一つの取引で利益が確保されているなら、取引の数が増えてトータルの支出が一〇倍になろうが一〇〇倍になろうが、支出が多すぎるなどということはない。支出表にはでていない収入がそれ以上あるのだから」

そこでわたくしたちは、被曝の増加は承知の上で収支ともに将来を予測する研究をおこない、それでもプラスが十分上回るという予測データを得て、CTによる胸部検診をはじめた。

**X線CTを検診に使う**

CTは間接X線に較べ小さい病変も映し出せる。しかし表6-3で見たように被曝線量が断然多いから(胸部全体をカバーするとして普通で一〇ミリシーベルトくらい、精密検査となると三〇ミリシーベルトくらいになることもある)、検診に使うなど論外である。そうかといって線量を下げれば画質が悪くなって使い物にならない。これはCTが出現したときからの常識であった。しかし、七〇年代初めから「X線写真の被曝線量と画質と診断能」の関係の研究をしていたわたくしは、この常識に疑いをもっていた。

それで間接X線による肺がん検診の有効性に批判が相次いだ一九八〇年代末、研究者仲間(飯沼武、松本徹、山本真司、松本満臣、遠藤真広)と語らって、CTによる肺がん検診の健康収支を検討してみた。方法は胃がん検診を評価した時と同じ、違うのは、胃がんのときはかなりの数、フィールドで集めたデータを使ったのに対し、今度はいくつかの重要なデータを仮定したことである。たとえば一cm肺がんを九〇%の感度で見つけ出せる、CT検診で見つかった肺がんは六五%は治せる、など(これはかなり控えめな仮定であるが、新しい方法を導入するときにありがちな過大な期待感をあおることのないように、意識的にそうした)。支出の方は放射線発がん(による寿命の短縮)であり、収入の方は検診による肺がん死亡の減少(による寿命の延長)である。結論は、「線量を数分の一に下げれば使える」であった。

このことを一九九〇年、複数のメーカーに直接説明し、また、メーカーの目に付きやすい雑誌に公表して、検診に利用可能な低線量CTの商品化をお願いした。各社は一九九二年秋頃から、順次わたくしたちの要請に対応したが、そうした装置の一つで測った実効線量は一・二〇ミリシーベルト、画質は精密検査用に較べれば当然劣るが、一cm肺がん(シミュレーションで想定した大きさ。なお、現在も検診の主流である胸部間接X線写真では、二cm肺がんを見つけるのもそれほど容易ではない)なら十分な余裕をもって見つけられることがわかった。

こうしてはじまった肺がんのCT検診の研究だが、一九九二年一一月一六日から九三年一月二五日まで、前橋保健所において、松本満臣、馬場孝他が低線量CTが現場で使用に耐えるかどうかの検討をおこなった。対象になったのは間接検討で要精検となった人たちから選んだボランティア百余人である。一九九三年九月からは、国立がんセンターの金子昌弘、森山紀之他が「東京から肺がんをなくす会」の会員登録者に使いはじめ、これが事実上世界最初の低線量

CT検診であった。また一九九四年末には低線量CT検診車がつくられ、曾根脩輔他は一九九六―九八年の間に長野県下で延べ一万七九三八名の住民検診をおこなった。

「なくす会」の二〇〇〇年二月までのデータを見ると、五年生存率は、発見肺がん全体で約七〇％(他の病気でなくなった人を除いて計算すると八六％)である。これは事前評価で仮定した六五％よりよいし、従来の肺がん検診を受けた人の五年生存率(三〇―四〇％)や検診を受けない人が多く含まれている地域がん登録の五年生存率(一〇％)に較べて格段によい。

こうした成果は海外にも大きな衝撃を与え、一九九九年を境に欧米においてもCTを用いた肺がん検診が脚光を浴びるにいたった。

現在、研究は疫学的な評価の段階に入っている。これには時間と費用という大きな関門がある。疫学者が第一におすすめのランダム化比較試験は、一五年間、二四億円と見積もられている。これができるのは願ってもないことだが、資金がありさえすればの話である。コホート研究とか症例対照研究といった方法なら、年間二〇〇〇万円ほどで一五年もあればできそうである。ただしこれは疫学者の評価はあまり高くない。

なお、わたくしたちは疫学的評価法がもつ時間・費用という弱点を補うため、病期別の検出率、治癒率、要精検率など個々のデータから、システム全体の成果である死亡率減少効果を計算する数学モデルを開発し、利用している。飯沼武が中心になってつくったこの数学モデルは、事前評価にも使ったし、シミュレーションをしてみれば疫学的研究で問題になる各種のバイアスの補正も可能である。この方法による評価は、即時性があるので、これからも随時使って肺がんCT検診の進行方向の微調整をしていくことになろう。

## 4　妊娠していませんか

**奇形児が生まれる**

「放射線を浴びると奇形児が生まれる」というのはかなり広く行き渡っている「常識」である。この問題には被曝者・先天異常のある人の人権にかかわる部分があるが、これについては詳しく述べない。ただ現実に不自由のない子供として生まれてほしいという親としての心情は理解できるので、それに沿って話をすすめる。

さて、四章の表4-4をもう一度見ていただきたい。胎児が放射線を浴びて奇形児になるというのは、確定的影響であり、ICRPが採用しているそのしきい値は一〇〇ミリグレイである。いろいろな場合を想定してこの「常識」が当てはまるかどうか、胎児が一〇〇ミリグレイ以上浴びたかどうかを基準にして考えると、次のようにまとめることができる。

自然放射線くらいの微量の放射線(第三章参照)には当てはまらない。

チェルノブイリ発電所事故のときのワルシャワの在留邦人(第四章8節参照)の場合も、胎児が一〇〇ミリグレイも照射されたとは思えないから、この常識には当てはまらない。

中性子線を主体にした放射線を、一ミリシーベルト以上浴びた人が一一二人(うち一ミリシーベルト以上五未満が九二名、五以上一〇未満が一五名、一〇以上一五未満が四名、二〇以上二五ミリシーベルト未満が一名)というJCO東海事業所の臨界事故の際の周辺住民ではどうか。二〇以上二五ミリシーベルト未満の人が妊娠初期の妊婦だったとして胎児線量は一〇〇ミリグレイを超えることはない。つまり、この常識は、この場合も当てはまらない。

X線検査はどうか。それを検討するのがこの節の目的であるが、この場合も「常識は疑った方がいい」。というのは、ここ数十年の間に以下のようなことが次々と起こったからである。

### 心配しすぎだった一〇日規則

二〇世紀に入ったばかりの頃、ベルゴニーとトリボンドーというフランスの研究者二人が、当時、発見されたばかりのラジウムの放射線(ガンマ線)を、ラットの睾丸に照射するという実験をした。睾丸の中には分化の段階がさまざまな細胞が混在しているから、細胞の種類によって放射線感受性がどう違うのか、調べようと考えたのである。そして一九〇六年、実験結果をベルゴニー＝トリボンドーの法則といわれるものにまとめた。その内容を一言でいえば細胞の放射線感受性は、細胞分裂の盛んなものほど、形態および機能の未分化なものほど、高い。

この法則を当てはめて女性の下腹部のX線検査を考えると、恐ろしいシーンが想像される。

受精後数週間は、女性本人も妊娠に気がつかない。なのにその時期の胚・胎児は、細胞分裂が盛んだし形態や機能も未分化である。その胚がX線検査でX線を浴びる。これは大変である。なんとか阻止しなくてはならぬ。

その対策としてICRPは一九六二年、一〇日規則といわれるものを勧告した。「生殖可能な年齢の女性の下腹部や骨盤を含む放射線検査は、月経開始後一〇日間に限っておこなう」

排卵が起こり受精するのは月経開始後一〇日以後だから、一〇日以前なら妊娠しているということはない。母親が気づく以前の胚にX線を浴びせることはない。「一〇日規則を守ろう」。これはわたくしが放射線医学を勉強しはじめてすぐに出会った強烈なキャンペーンであった。

しかしこの制限は後、次第にゆるめられる。そして一九八三年にはICRP自身「月経開始四週間以内の胎児の放射線リスクは特別の制限を必要としないほど小さいようである」(ワシントン声明)というまでになる。つまり、一〇日規則は心配のしすぎだったのである。

どうしてこのように変わったか。そのことも含め、女性の被曝と奇形児の関係を、もっと広い観点から見ておこう。

**放射線被曝の時期と奇形**

女性が被曝すると、かならず産まれる子供のことが心配の種になる。小さい女の子や未婚女性が被曝をしても、この子が将来産む子に奇形が生じるのではないか、と心配になる。この場合はしかし、胎児は放射線を浴びていない(まだ存在していない）ので、放射線の影響を直接受けることはない。将来、生まれてくる子に影響があるとすれば、それは遺伝というルートを通してである。

放射線の遺伝影響もさいわい、第五章2節で詳しく述べたように、一九七〇年代には、最初のころ恐れたほどのものではないことがわかった。

しかし妊娠中に被曝した場合は、胎児が直接に放射線を浴びるのだから、問題は別である。胎児に対する影響は一九〇〇年代から動物を用いて盛んに研究され、たとえば流産が起こることは一九〇一年にバールらが発見しているし、奇形が起こることは一九〇三年にギルマンらが報告している。人間の放射線奇形をはじめて記録したのはアッシェンハイム（一九二〇）で、この症例は三歳半の男の子。小眼球症を伴った小頭症で、この子の母が妊娠二カ月および三カ月のときに子宮筋腫の治療のためにX線照射を受けたためと考えられた。これは筋腫の治療であるから数グレイも浴びた可能性がある。広島・長崎でも原爆小頭症が観察された。

しかし、まもなく、奇形児が生まれるには、被曝する時期が大きく関係すること。しかも、胎児の成長段階を、着床前期〇―八日、主要器官形成期九―六〇日、胎児期六〇―二七〇日（UN七七J表三）に分けると、奇形になるのは主要器官形成期の被曝であることがわかった。ベルゴニー―トリボンドーの法則から「理論的に」考えたのと全く違って、一〇日規則がもっとも保護しようとした着床前期には奇形にならないのである。現在の知識でいえば、胚をつくっているこの時期の細胞は万能細胞ともいわれるようにきわめて融通性が高い。またここでアポトーシス(第五章6節)の機構が働く。つまり胚をつくっているある細胞がダメージを受けたとなるとその細胞は自発的に死んで排除される。一方、死んだ細胞が担うことになっていた役割はすぐ他の細胞が肩代わりする。したがって胚は障害をもったまま育つということはない。

## 胎内被曝で奇形が発生するしきい値

奇形発生の最小線量として、一九八六年の国連科学委員会の報告書に次の数字がある。これはマウス、ラット、人間のデータから推定したものという。受胎後一日影響なし、一四―一八日二五〇ミリグレイ、二八日二五〇ミリグレイ、五〇日五〇〇ミリグレイ、五〇日以後出生まで五〇〇ミリグレイ以上(UN八六C表一五)。

新しくわかった以上の事実と、表6-4に掲げた各種X線検査時の胎児線量を較べてみれば、一〇日規則が心配しすぎだったというICRPの意見に、みなさんも同意すると思う。

こうしたデータから、放射線による奇形の発生は、現在、およそ次のように考えられている。まず奇形の発生にはしきい値があること。受胎後三週以内の胚については奇形の心配はない。つまり、従来いわれていた着床前期はもちろんのこと、主要器官形成期に入ってもはじめの頃は奇形にならない。第四週から第七週までの被曝で問題になるのは奇形、八―一五週の間なら精神発達遅れである。精神遅滞は、かつてなら主要器官形成期は終わったとされた時期になっても起きるが、それは精神の発達にとって重要な脳細胞の移動が、そのころおこなわれるからである。このため胎内被曝に対する要注意期間は以前に較べれば後ろへぐっと延びた。

しきい値についてICRP一九九〇年勧告は、次の数字を採用している(表4-4参照)。奇形で一〇〇ミリグレイ、精神発達遅れで一〇〇―二〇〇ミリグレイ。これは国連の数字の二・五分の一に当たる。それだけ安全を見込んだのであろう。

このことを念頭に置いて、もう一度、表6-4に掲げた各種X線検査時の胎児線量を見ていただきたい。胃のバリウム検査でも、〇・一から二・三ミリグレイ、平均一・五ミリグレイ、答えはいわずもがなであろう。ただし、ここに落ち着くまでには、さまざまな混乱があった。

表6-4　妊娠に気づかずに検査を受けてしまった人たち50名を測定した胎児被曝線量
(単位はミリグレイ/検査1回当たり)

| | 範囲 | 平均 |
|---|---|---|
| 胸部(後前) | <0.01 | <0.01 |
| 腹部(前後) | 0.26–15.0 | 2.9 |
| 腹部(後前) | 0.64–3.0 | 1.3 |
| 腰椎(前後) | 0.31–40.0 | 7.5 |
| 腰椎(側面) | 0.09–3.5 | 0.91 |
| 腰椎(斜め) | 0.61–2.0 | 1.3 |
| 骨盤(前後) | 1.4–15.0 | 3.4 |
| 腎盂造影 | 2.9–6.8 | 4.8 |
| 注腸造影 | 0.3–10.4 | 6.1 |
| 上部消化管造影 | 0.1–2.3 | 1.5 |
| 胆嚢造影 | 0.08–1.1 | 0.6 |
| 膀胱造影 | 0.56–11.0 | 3.9 |
| 肝臓CT | 2.0–4.4 | 3.6 |
| 腰椎CT | (—) | 2.8 |
| 肺CT | 1.0–1.4 | 1.2 |
| 骨盤CT | 65.0–114.0 | 89.0 |

(Osei, et al.; Brit. J. Radiol. 72: 773, 1999)

**判断の根拠**

一九七〇年代半ばが一番多かったであろうか、筆者も次のような相談をしばしば受けた。「X線検査を受けたあとで、妊娠していることがわかった」。「生まれてくる子に奇形がでるのではないか」。たいていは電話か手紙であったが、わたくしは一時期、できるだけ本人にきてもらって、場合によってはX線写真を借りてきてもらって、面談することを心がけた。

答えを左右するのは、(1)検査を受けたのは受胎後何週か、(2)胎児が浴びた線量はどのくらいか、(3)もう一つは判断にどういう基準を使うか、の三つである。(1)はなんとか聞き出せる。(3)については、当時は、奇形の発生にもLNT「しきい値なし直線」で対処している人もいた。しかしわれわれは、ハンマー＝ヤコブセンの説を手がかりに応対していた。この説からすると、胎児線量一レントゲン以下なら奇形のおそれはない。一―一〇レントゲンの間であれば、多少の可能性がある。一〇レントゲン以上ならばその可能性が高いと考えてよさそうだ。

難題は線量の推定である。借りてもらったX線写真を見れば、胎児に直接X線が当たったかどうかなど、多少はその人個人の状況を加味できるが、本格的に線量推定をするにはほど遠い。それでも患者の受けた検査の様子を根ほり葉ほり聞き、その種の検査の標準的な線量から考えて見たところ、一レントゲン(一〇ミリグレイ)を超えたと思われる事例には遭遇しなかった。つまり、わたくしの役回りは、いつでも、「大丈夫です、心配ありません」をくりかえすことであった。

面談でわかったもう一つ大事な点は、相談に来られた人は、みなさん中絶したくないと思っている人たちであったことである。この人たちは、おそらくは、「放射線を浴びると奇形児が生まれる」という強い先入観をもっている周囲の人から「奇形児が生まれるぞ」、「中絶した方がいいぞ」という話を聞かされ、その圧力のなかで、自分の気持を支持してくれる意見、だれか「大丈夫だ」といってくれる人を求めていたに違いない。

事実、わたくしと話をして産むと決心して帰った女性の母親から「私の認識との違いにびっくりしました」というファックスが来て、母親にも別途、説明させられたことがある。この母親は放射線のことをかなり勉強していて、そうした「常識」をしっかりと身につけていたのであろう。このことは次の二つの問題・疑問を提起する。

**奇形児は自然にかなりの数が発生している**

「先天異常のある人がどのくらいの割合で生まれているか」というのはよくある質問である。これがわかればいろいろなところで役に立つが、調査は難しく、本格的におこなわれたものは、世界中で三つ。カナダのブリティッシュ・コロンビアの調査、ハンガリーの調査、世界保健機構(WHO)が一六カ国二四センターで生まれた四二万余の赤ん坊を調べたものである。

カナダのブリティッシュ・コロンビア地区は人口二〇〇万強、一九五二年から一九七二年の間、肢体不自由者の登録制度と先天異常の発見のためにおこなわれている監視制度で確認された人たちを調査した数字がある。それによると、先天異常患者は、単一因子遺伝病〇・一八%、染色体異常〇・一六％、先天奇形三・五八％、その他の多因子疾患一・五八％、病因不明〇・六〇％で、合計約六％であったという（UN七七H四）。問題の先天奇形は三・五八％、一〇〇人の子供のうち四人近くいる見当になる。

ハンガリーでは一九六二年以降、出産は全部病院でおこなわれ、生後一年以内にわかった先天異常は全部登録されている。一九七〇年から一九八一年に生まれた一九九万二七七三名の調査では（UN八六A七八）、先天奇形は三・五七％となっている（UN八六表一二）。

いずれにせよ、これはかなりの率である。こうした先天異常は、放射線に関係なく自然に発生しているから、わたくしの所へ相談に見えた方にもかなりの確率で降りかかってくる。そうなった場合、相談者は「常識」のある人から「責任」を問われる。これが第一の問題である。

第二は、気弱な人たちはもっと早くに圧力に屈して中絶してしまっているのではないか、という疑問である。

**X線検査被曝を理由とした人工妊娠中絶**

大阪府医師会医事紛争処理特別委員会の事例として、次のようなものがある。

二六歳、無月経で来院、月経は以前よりかなり不順とのこと、子宮はほぼ正常大と診察、妊娠反応もマイナス（陰性）のため妊娠とは確定できない旨、説明（これが誤診だったとして紛争になったのであるが、それはこの際おいておく）。約二カ月後に妊娠と確定するが、それまでの間に胃のX線検査を受け、そのため胎児への影響を心配して人工中絶を受けたという。

このようなX線検査の被曝を理由にした中絶はどのくらいあるか。一九七四年から七五年にかけておこなわれた古賀佑彦の貴重な調査がある。彼は、日本産科婦人科学会の昭和四六年度発行の名簿から、優生保護法指定医を無作為抽出法で一〇〇〇名選び、調査票を郵送、一九七四年一二月二八日締め切りで無記名のはがきによる解答を求め、結果を集計した。

結果は、回答者総数一七二、出産件数五万五〇三一、人工中絶数四万九三六八、患者から被曝の相談を受けた数二二九一、被曝が理由の中絶五四六(全中絶数の一・一%、被曝の相談を受けた数の二三・八%)であったという。なお、一九七三(昭和四八)年の出生数は二〇九万一九七六、人工中絶数は七〇万五三二である(厚生の指標二一巻九号、一九七四)。

これらの数字から出した彼の結論の一つは「被曝を理由とした人工妊娠中絶はすくなくとも七七〇〇件から、最大に見積もると二万七三二件に達する」であった。この調査報告書にはほかにも貴重なデータがいろいろ含まれているが、ここではそれは割愛する。

痛ましい話である。奇形の発生にはしきい値があるという現在の知識からすれば、この子たちには、放射線による奇形など全く関係なかった(もう一度、表6-4を見て確認していただきたい)。当時わたくしたちが頼りにしたハンマー＝ヤコブセンの説は、現在から見ると多少神経質すぎるくらいであるが、その

### 安全重視がかえって殺人を引き起こす

基準で判断しても、奇形の可能性はないといえた。しかしこうした問題には過剰に反応する人がいるのであろう。

ほかの国ではどんな状況か、よくわからない。それでもチェルノブイリの事故のあと、全欧州では一〇万を超える中絶があったという風評を聞くと、放射線と奇形の関係についての「常識」は、日本とあまり変わらないのかも知れない。

放射線防護でよく使われる考え方に「安全サイドで」というのがある。第五章3節でも引用した一九六五年のＩＣＲＰ勧告(七項)の最後の言葉「(いろいろ問題はあるにしても)このような仮定によって(放射線の)危険を過小評価することになるおそれはないことで(ＩＣＲＰは)満足している」は、その考え方を表明したものである。つまり、「放射線の危険」を過小評価するよりは過大評価する方向で基準を選ぶことが「安全サイド」なのである。つまりこの際の「安全」は「放射線の危険だけを考えた安全」であって、世の中にごまんとあるその他の危険には目を向けない。

したがって「安全サイド」の判断は、放射線よりもっと重大な危険を増やすことがある。特に線量が低い領域では被曝の大小は多数の事象に連動しているから、「どのくらいまでの放射線を安全と考えるか」の基準を「安全サイド」の方にちょっとずらしただけで、思いがけない分野の危険を急激に増やす可能性がある。放射線被曝と中絶との関係もその一つの例であろう。

こういうことは、本来起こる可能性のある事象をかなりのところまで事前に把握しておき、事後も監視をすべきであろうが、残念ながら、調査データは全くといっていいほどない。それにしても「安全サイド」という言葉に満足して、数知れない赤ん坊の死から目をそらしてはなるまい。この悲劇は、なんとかして止めなくてはならない。

## 胎内被曝と小児白血病

妊娠中に母親がX線検査を受けたことで胎児時代に放射線を浴びる羽目になった子は、生まれてから白血病になりやすいか。これがこの項の議論である。これも昔は「そうだ」であった。旧著で採り上げたことだがその有力な根拠はイギリスのスチュアートらが一九五八年に発表した次のような調査結果である。

スチュアートらが調査したのは、イングランドとウェールズで一九五三―五五年の間に白血病あるいはがんで死亡した一〇歳以下の子供一六九四人。このうち七九二人は白血病で、九〇二人は他のがんで死亡している。この調査では比較のために、死んだ子ひとり一人について年齢、性、住所の似ている健康な子を組み合わせるというやり方で選んだ人たちのグループ(対照群)をつくり、それも調べている。このやり方は疫学調査の一つの方法で、既往調査法とか(後ろ向きの)症例対照研究といわれる。結果は、白血病で死んだ子の群では一三・七%が胎児時代その母親が腹部のX線検査を受けていたのに対し、対照群ではこれが七・二%と少数であった。このことから、胎児時代にX線検査の被曝を受けたことと、出生後の白血病発生との間には関係があるという結論になった。

これとは正反対の結論を出しているのが広島・長崎の調査である。原爆で胎内被曝した人たち(平均子宮線量〇・一八グレイ)約三〇〇〇人の追跡調査で、白血病は発生していない。小児がんの増加にも結びついていない(UN九四A一四二)。

スチュアートらの調査では、線量ははっきりしないが数十ミリグレイ程度であろう。一八〇ミリグレイで「増えていない」という広島・長崎と、数十ミリグレイで「増えている」というスチュアートと、どちらが本当なのであろう。これまでの経過からすると、広島・長崎の方が本当らしい。国連科学委員会報告一九九四年は「低線量つまり産科X線と小児がんの間の因果関係があるという意見に反対する議論が起こっている」(UN九四A一四二)とし、わたくしにも納得のいく、いくつもの理由を挙げている。しかし、それに深入りすることは避けよう。

いずれにせよこれは、ICRPの扱いでは確率的影響に入る。第五章4節で議論した、あの確率的影響である。ここでICRPの考え方を見ると「受胎三週以後から妊娠の終わりまで」、「その大きさは大人の場合のたかだか数倍程度である」(ICRP九〇本文三・四・四)。つまり、幼児・小児期の被曝の場合と同じと考えてよいようである。

## 5　医療における事故被曝

**医療における放射線傷害**

医療では、実は、放射線傷害を起こすことを業務にしている分野がある。本書のはじめ頃にいくつか例を出した放射線治療である。

放射線治療は、治療を受ける人の健康全体としてプラスになるように計らいながら、意図的に人体の一部に放射線障害を起こす。場合によっては、がんという強敵との戦いで「皮を切らせて肉を切る」といった感じの、つばぜり合いになることがあり、そこではかなりの犠牲を覚悟した上で、冷徹に健康上の損得勘定をする。つまり、体のどの部分に、どういう種類の放射線傷害が、どういう規模で生じるか、そしてそれは一人の人間としての患者の健康にどういう重みをもつかについて具体的に考え、それに見合う健康上の利益が予想されるならば、意図的・積極的に放射線傷害を起こす。

こうした医療では、放射線被曝の量や放射線傷害のありなし、それ自体は問題ではない。その傷害が医療の管理体制から逸脱した「事故」によるものかどうかが重要である。また同時に、医療における放射線管理も「意図しない障害」が生じないよう十分の余裕をもった仕組みがつくられているから、障害が生じないまでも管理体制からの逸脱(「事故」)は、重要な問題である。

**どんな事故があるか**

ドイツでは、一九九〇年に報告された放射線事故は全部で九一例あった。うち二一例は医学利用関係で、その内訳は、九例が密封小線源治療用アフタローデング装置の故障、八例が診断用放射性医薬品の紛失、二例が医療用リニア・アクセラレータの故障、一例がガンマ線治療装置の故障、もう一例はヨウ素131で汚染された屎尿が治療病棟の排管から漏れ出したことである。二一例のいずれにも患者の被曝はなかった。アフタローデングによる事故のうち五例では、医療従事者にわずかな被曝があった(UN九三C二九七)。分類しなおすと、放射線治療分野が一二例、アイソトープ利用分野が九例ということになる。イギリスでは、一九八六年から一九九〇年の間に、装置の欠陥で患者が過剰に被曝したという事故が三八件報告されている。うち三〇件は診断用X線装置に関係するものであった。これらの事故で、約七六〇人の患者(イギリスでのX線診断一〇〇万件当たり約六人に相当)が、〇・五ミリシーベルトから一三ミリシーベルトの過剰被曝を受けた。しかし、X線診断における事故は重大な結果を引き起こすことはないようである(UN九三C二九三)。

**インターベンショナル・ラジオロジー**

ここ一〇年ほどの間に、インターベンショナル・ラジオロジー(IVR)という分野が大きく伸びてきた。血管の中へカテーテル(しなやかで中空の長い管)を差し込んで、病巣まで届かせ、カテーテルを通して病巣にインターベンション(介入)する。血管内手術といってもよいかも知れない。これが一番よく使われるのが心筋梗塞の治療で、一九九〇年の米国では四〇万件もあったという。

心筋梗塞は致命的な病気で、心臓の筋肉に血液を供給している冠動脈が狭くなり、心筋が血液不足になってついには壊死になる病気なので、そうなる前に冠動脈の狭くなった部分を広げてやればよい。ＩＶＲでは、股動脈からカテーテルを差し込み、カテーテルを通して冠動脈の狭窄部を削ったり拡張したり、あるいはステントと呼ばれる小さな器具を設置したりする。この間の処置はＸ線で透視しながらおこなう。

したがってこの治療は、医療の目的からいえば治療であるが、放射線とのかかわりでいえばＸ線透視なので、確定的影響が起きない範囲で全操作が完了することが望ましい。しかし、操作が長引いた結果として透視時間も長引き、患者の背面に急性放射性皮膚炎を起こした例が何例か報告されている。

**放射線治療に関連した事故**

放射線治療は診断に較べ桁違いに強い線源を使うので、管理に手落ちがあると致命的な事故になることがある。第四章5節で紹介したゴイアニアの事故もその一つといえようが、もっと直接的な事故がいくつかある。

医療用リニア・アクセラレータの故障あるいはコンピュータの設定ミスによる過剰被曝事故は死亡者を出している。米国テキサスで一九八六年に起こった事故では、二人の患者が死亡した。スペインのサラゴサで、一九九〇年に起こった事故では、二七人の患者が過剰被曝し、うち一四人が死亡した(UN九三C二九五)。また、一九九六年にはコスタリカで一一五人が過剰被曝し事故後四二人が死亡、二〇〇一年にはパナマで二八人が過剰被曝し六人が死亡したという。もっとも後の二つの事例では死亡が過剰被曝によるものかどうかははっきりしない。

密封小線源治療用装置の故障による事故は、ドイツからの報告では数は多いが、職員がわずかな被曝をしただけで済んでいる。しかし、次の例のように死亡者がでたものもある。

### 米国ペンシルバニア州インディアナの事故

八二歳の女性。一九九一年九月肛門がんと診断され、放射線治療と化学療法を受けて一時はよくなった。しかし、一年後には局所再発が起き、一九九二年一一月、また放射線治療をすることになった。

使った装置は密封小線源治療用アフタローデング装置などと呼ばれるもので、四・二キュリーのイリジウム密封線源を装備していた。この種の装置では線源はふだん、格納部にしまってある。使うときには、あらかじめ患者の照射したい場所にカテーテルを装着しておき、そのカテーテルに装置を接続して照射開始のボタンを押すと線源は格納部から自動的に繰り出されてきて、カテーテルの中の所定の位置に納まる。治療が終わると、線源は自動的に引き込まれ、格納装置に収まる。

この患者の場合、会陰《えいん》部に刺した四本のカテーテルに線源をいれて肛門部腫瘍へ三回に分けて照射することにした。刺入したカテーテルは、治療が完了するまでの間(七－一〇日間)、外れないよう皮膚に縫い付けておく。

最初の治療は一一月一六日午前九時三〇分におこなわれたが、そのとき一本のカテーテルの中で線源がはずれた。はずれた線源は格納容器に戻らず患者に縫いつけられたカテーテルの中に残ったままになった。当然、治療室のエリア・モニターが鳴り、表示もでたが、医療スタッフはモニターが故障したものと考えてこれを無視した。患者は、体内に線源を入れたままナーシングホームに帰った。

表 6-5　関係者の被曝線量

| 被曝線量の推定値(レム) | 被曝した人数 |
|---|---|
| 0.5 未満 | 42 |
| 0.5–1.0 | 11 |
| 1–5 | 20 |
| 5–10 | 13 |
| 10–15 | 7 |
| 15–20 | 1 |

ナーシングホームでの看護記録には次のような文言が並ぶ。

事故第一日(一九九二年一一月一六日)　二時〇〇分 pm 最初の嘔吐。二時三〇分 pm 嘔吐が続く、骨盤部に痛み。五時三〇分 pm 嘔吐が続く、骨盤部に痛み。七時三〇分 pm 排便困難、排尿困難、頻脈(脈拍数一一〇)。

第二日以降、嘔吐・下痢・発熱が続きしだいに衰弱して、第六日(一九九二年一一月二一日)一一時〇〇分 pm 死去。

この患者は、何度も嘔吐をくりかえし、その後数日、食欲不振および下痢が続いたことから、放射線による胃腸死であると思われる。

なお、第五日(一九九二年一一月二〇日)六時一五分 am ゆるんだカテーテル一本は抜去、廃棄されている(このカテーテルに線源が残っていた)。事故がわかったのはこのカテーテルからで、一二月一日、ごみ捨場の放射線警報器が鳴り、この廃棄物の源をたどってナーシングホームに行き着いた。

カテーテルを除去するまでに、線源は、患者の体内に合計九二・七五時間あった。患者が受けた主な正常組織の線量は小腸(一番近い所)で三三〇・〇グレイ、小腸(中間の所)で九五・八グレイ、肝臓(中間の所)で二〇・一グレイであった。

この事故ではナーシングホームの職員、訪問客、患者のほか、救急車の乗員、ごみ運搬人およびがんセンターの職員など、かなりの数の人が被曝した。被曝後およそ二週間たった一二月三日、被曝した可能性のある職員および患者の血液検査をおこない、白血球数、好中球数、血小板数を調べた。しかし、大量被曝の所見を思わせるものは何もなかった。

保健物理学的な行動分析の結果では被曝は表6-5のように見積もられた。五—一二〇レムの被曝を受けたと見積もられたのは合計一一人であったが、線量から予想されたように、この人たちにも何も症状はでなかった。

## 放射線事故のリスクと放射線のリスク

関係者はこうした放射線事故のリスクをいかに制御するかで懸命に努力している。が、そうした努力は当事者だけでは限度がある。というと、大方の人は病院管理者も、あるいは監督官庁も、というように指揮・管理・監督の系統をさかのぼる方向で考えるようである。

それは当然としても、わたくしの見るところ、この問題にはもっと根の深いものがありそうである。それは本文中でもくりかえし述べたことだが、「命にかかわるような放射線事故が起きるリスク(事故リスクと略)」と「放射線の確率的影響が発生するリスク(確率影響リスクと略)」とが、大方の人の心の中で渾然一体となっていることである。

事故を起こさないようにするには放射線事故も一般の事故も変わりはない。一方、確率影響リスク対策には日常業務での「線量低減」という放射線独特の方策がある。そのためであろう、両者を区別して考えない雰囲気の中で放射線事故が起きると、関心の多くは線量低減の方に引き寄せられ、その対策が強調される。これはしかし、事故リスクの低減には役立たない。

放射線という名でひとまとめにされているが、ここははっきりと違った二種類の対策が求められているのである。

# あとがき

医療分野に身を置いて、放射線を病気の診断に使ったり、がんの治療に利用したり、放射線傷害の手当をしたり、放射線の影響を心配する人の相談に乗ったりしてきたわたくしは、大量の放射線を治療に使う時はもちろんのこと、検診で使うくらいの少量でも、障害に気を配って仕事をしてきた。その際、漫然と「放射線障害」といっていたのでは話にならないから、「障害」の内容をできるだけ具体的にとらえて対処してきた。

そこで痛感したのは、「放射線障害」という言葉の内容が、昔といまとで全く違ってきてしまったことである。もちろん、放射線治療で使うほどの大線量の場合や、最近の東海村ウラン加工工場の臨界事故で入院された三人が浴びたほどの大線量の場合(本書で「傷害」といってきたもの、一九九〇年からは確定的影響という術語が使われている)は、あまり変わらない。変わったのは、診断で使うくらいの低線量の場合である。

放射線防護の専門家が、低線量の放射線を問題にして障害といえば、昔は遺伝であった。しかし、いまはがんである。かつて一番重要視していた遺伝障害は、いまでは国際放射線防護委員会ＩＣＲＰのクラーク委員長までが「大したことはない」という。これは正確な翻訳は困難であるが、いずれにせよ、遺伝影響が人では見つからず、またいろいろな仮定をおいての見積もりも、時代とともに下がっていることを反映している(詳しくは第五章)。

遺伝障害からがんへ。この変化は重大である。がんは被曝した人自身の健康問題であるが、遺伝障害といえば本人の健康問題というより、子、孫、子孫の問題であり、それ以上に社会的な意味合いを含んだ問題である。したがって遺伝からがんへの変化は、放射線影響のもつ社会的な意味を大きく変える。この件についてはきちんと検討すべきであるが、わたくしの手に余ることでもあり、本書では、医療被曝の取り扱いに与えた影響について述べるにとどめた。

二〇〇一年六月

舘野之男

量的評価」，『日本医放会誌』40: 476–484(1980)
橋詰雅，丸山隆司，舘野之男「がん有意因子について」，『日本医放会誌』，40: 815–822(1980)
舘野之男，飯沼武「医療行為のベネフィットとリスク——放射線医療における定量化と比較」，『科学』57(3): 149–156(1987)
丸山隆司，岩井一男，神津省吾「胸部集団検診における臓器・組織線量と実効線量」，『厚生省がん研究助成金による各種がん検診の共通問題に関する研究』平成6年度研究報告，79(1995)
西澤かな枝，丸山隆司，高山誠，岩井一男，古屋儀郎「CT検査による被検者の被曝線量」，『日本医放会誌』55: 763–768(1995)
舘野之男「胃X線集団検診の忘れられた問題点——放射線障害への配慮」，『医学のあゆみ』57(8): 532–534(1966)
飯沼武，舘野之男，橋詰雅，梅垣洋一郎，北畠隆「胃集検における利益と損失 1.救命と危険」，『日本医放会誌』37: 1109–1121(1977)
飯沼武，舘野之男「胃集検における利益と損失の再評価，とくに低線量X線診断と内視鏡を中心に」，『消化器集団検診』66: 5–13，(1985，春)
Mettler, F. A. et al.; Benefits versus risks from mammography, a critical reassessment, Cancer 77: 903–909(1996)
飯沼武，松本徹，舘野之男「乳房撮影を用いる乳がん検診の利益と被曝によるリスク」，『日本乳がん検診学会誌』3(3): 227–235(1994)
舘野之男，飯沼武，松本徹，遠藤真広，山本真司，松本満臣「肺がん検診のためのX線CTの開発——リスク／ベネフィット，コスト／ベネフィットの事前評価も含めて」，『新医療』1990年10月号，28–32
奥山通雄『産婦人科医事紛争処理の実状』，古橋書店，182(1984)，事例303，393
古賀佑彦，折戸武郎「X線検査被ばくを理由とした人工妊娠中絶に関する実態調査」，『文部省科学研究費研究班(北畠班)班会議資料』昭和50年1月17日(1975)
Stewart, A., Webb, J., Hewitt, D.; Malignant disease in childhood and diagnostic irradiation in utero, Lancet 2: 447(1956)
Stewart, A., Webb, J., Hewitt, D.; A survey of childhood malignancies, Br. Med. J. 1: 1495(1958)
舘野之男，久保田進「米国で起きた放射線治療患者事故死事件」，『放射線科学』37(11): 397–400(1994)

(1957)
Matanoski, G. M.; Health effects of low-level radiation in shipyard workers, Final report, DOE Contract Number : DE-AC 02-779 EV 10095(1991)(UN 1994 B243-245 項も見てください)
High Background Radiation Research Group; Health survey in high background radiation area in China, Science 209: 877-880(1980)
菅原努「高自然放射線地域住民の健康調査(中国 1979-95)」, 第12回原安協シンポジウム 2001/3/12 予稿集, 21-31(2001)(なおこの関連の詳細は, 菅原努「低線量放射線被ばくの疫学調査」原安協プライマー No. 4 や, J. Radiation Research を見てください)
Cohen B. L.; Test of the linear no-threshold theory of radiation carcinogenesis for inhaled radon decay products, Health Phys. 68: 157-174(1995)
ラッキー, T. D.(松平寛通監訳, 山田武他訳)『放射線ホルミシス――微量放射線の生物刺激効果』, ソフトサイエンス社(1990, 原著は 1980)
ラッキー, T. D.(松平寛通監訳, 山田武他訳)『放射線ホルミシスII――ヒトおよび動物のデータを中心に』, ソフトサイエンス社(1993, 原著は 1991)
Billen, D.; Spontaneous DNA damage and its significance for the "negligible dose" controversy in radiation protection, Radiation Res. 124: 242-245(1990)
Yamaoka K.; Increased SOD activities and decreased lipid peroxide in rat organs induced by low X-irradiation, Free Radical Biol. Med. 11: 3-7(1991)
Le, X. C., Xing, J. Z., Lee, J., Leadon, S. A., Weinfeld, M.; Inducible repair of thymine glycol detected by an ultra sensitive assay for DNA damage, Science 280: 1066-1069(1998)

**第6章**

橋詰雅「医療放射線による国民線量とその問題点」,『日本原子力学会誌』15(12), 809-821(1973)
橋詰雅「医療被曝のリスクと低減」,『日本医学放射線学会雑誌』41: 446-474(1981)
橋詰雅『痩せ午日記』, 私家版(1995)
舘野之男「X線写真――その診断目的と画質と被曝線量」,『放射線科学』17: 41-48(1974)
飯沼武, 舘野之男, 橋詰雅「診断用放射線被曝における個人のリスクの定リックス，R. C.(鈴木元訳)「重大放射線事故の歴史的教訓——最近の主な事故に関して」，『放射線科学』38: 99-104; 135-143; 173-178(1995)

中島敏行「ゴイアニアのセシウム 137 被曝事故顛末記」，『放射線科学』31: 305-310, 339-344(1988), 32: 7-13(1989)

岩崎民子，市川雅教「メキシコ・米国における治療用 Co60 線源紛失事故顛末記」，『放射線科学』28(11): 268-270(1985)

National Institute of Radiological Sciences, Chiba Iridium-192 Accident in 1971, NIRS-M-3(1973)

IAEA, Safety Reports Series, No. 2, "Diagnosis and Treatment of Radiation Injuries"(1998)

河内清光，藤元謙三編「ウラン加工工場臨界事故患者の線量推定中間報告書」，放射線医学総合研究所(2000 年 2 月 29 日)

Strandquist, M.; Studien über die Kumulative Wirkung der Röntgenstrahlen bei Fraktionierung, Acta Radiol. [Suppl.], 1-300 (1944),(「分割照射における X 線の効果と照射期間」，『治』116-140)

「東海村ウラン加工工場臨界事故に関する放医研報告書」，放射線医学総合研究所(2001 年 1 月 26 日)

舘野之男「ソ連チェルノブイリ原子力発電所の事故に関連して——ワルシャワ・ストックホルム出張報告」，『放射線科学』29(7)，154-160(1986)

**第5章**

Taylor, L. S.; History of the International Commission on Radiological Protection(ICRP), Health Phys. 1: 97-104(1958)

Russell, W. L., Russell, L. B. and Kelly, E. M.; Radiation dose rate and mutation frequency, Science 128: 1546-1550(1958)

Russell, W. L., Russell, L. B. and Cupp, M. B.; Dependence of mutation frequency on radiation dose rate in female mice, Proc. Natl. Acad. Sci.(U.S.A.)45: 18-23(1959)

Russell, W. L.; Effect of interval between irradiation and conception on mutation frequency in female mice, Proc. Natl. Acad. Sci.(U.S.A.)54: 1552-1557(1965)

サンカラナラヤナン，K.(村上昭雄他訳)『電離放射線の遺伝的影響』，サイエンティスト社(1987，原著は 1982)

Hesse, O.; Das Roentgenkarzinom, Fortschr. Roentgenstr. 17: 82-92(1911)(「レントゲン癌」，『障』66-84)

Lewis, E. B.; Leukemia and ionizing radiation, Science 125: 965-972

Röntgenstrahlen, Mitt. Grenzgeb. Med. Chir. 6 : 347–349 (1900) (「X線による癌治療――最初の成功例」,『治』16–19)

Seitz, L., Wintz, H. ; Unsere Methode der Röntgen-Tiefentherapie und ihre Erfolge, V Sonderband zu "Strahlentherapie" (1920) (「エルランゲン法――現代放射線治療の原型」,『治』30–40)

**第 3 章**

阿部史朗「わが国における自然の空間放射線分布の測定」,『保健物理』17 : 169 (1982)

古川雅英「日本列島の自然放射線レベル」,『地学雑誌 102 (7)』868–877 (1993)

内山正史「核実験およびソ連原発事故による日本人の放射線セシウム体内量の推移」,『Isotope News』1989 年 2 月号, 16–17 (1989)

Pirchan, A., Sikl, H. ; Cancer of the Lung in the Miners of Jachymov (Joachimstal): Report of Cases Observed in 1929–1930, Am. J. Cancer 16 (4): 681–722 (1932) (「ヤヒモフ (ヨアヒムスタール) の鉱夫の肺癌 : 1920 年—1930 年に観察された症例の報告」,『障』290–310)

**第 4 章**

溝口喜六「「エッキス」光線ニ由来スル急性皮膚炎ノ一例」,『岡山医学会雑誌』150, 14–19 (1902) (『障』57–61)

Frieben ; Demonstration eines Kankeroids des rechten Handruekens, dass sich nach Langdauernder Einwirkung von Röntgenstrahlen entwickelt hatte, Fortschr. Roentgenstr. 6 : 106 (1902) (「右手背の類がん」,『障』65)

塚本恒夫「レントゲンがん腫ノ一例ニ就テ」,『臨床医学』12 : 435–451 (1924) (『障』84–97)

Carman, R. D., Miller, A. ; Occupational hazards of the radiologist, Radiol. 3 : 408–417 (1924) (「放射線科医の職業的危険, とくに血液変化に関して」,『障』125–141)

Court-Brown, Doll, R. ; Expectation of life and mortality from cancer among British radiologists, Br. Med. J. 181–187 (1958)

Blum, T. ; Osteomyelitis of the mandible and maxilla, J. Am. Dent. Assoc. 11, 802–805 (1924) (「下顎骨および上顎骨の骨髄炎」,『障』145–151)

Martland, H. S., Humphries, R. E. ; Osteogenic sarcoma in dial painters using luminous paint, Arch. Path 7, 406–447 (1929) (「夜光塗料を使用する文字盤塗装工に発生した骨肉腫」,『障』180–196)

# 引用文献・参考文献

放射線と健康については，情報の出所が不確かで確認のとれない議論も少なくない．そこで本書は情報源を明示することと，できるだけ日本語資料を使うことに努力した．出所の明示は学術論文の形にしたがうと楽であるが，本書になじまないので，本文中にいろいろな形で書き込んだ．一方，情報源は，信頼性を考慮して，いくつかの国際的な機関の文書に集中させた．それらは本文中で，次のように表記した．

1. 国連の「原子放射線の影響に関する情報を調整するための科学委員会」(UNSCEAR と略称)の報告書：1958 年以来数年おきにでている．放射線医学総合研究所訳の日本語版もある．本文中では国連科学委員会 1958 年報告書，UNSCEAR 1958，UN 58……等．
2. 国際原子力機関(IAEA と略称)の文書："safety series"，や "Technical Documents" のシリーズがある．本文中では IAEA……等．
3. 国際放射線防護委員会(ICRP と略称)の文書：ICRP Publication No. xx のシリーズがある．主なものには日本アイソトープ協会の日本語訳がある．このシリーズの文書は ICRPxx と表記した．ただしこのシリーズの中の No. 60, No. 26 等は「ICRP 勧告」と呼ばれるもので，勧告が採択された年に重要な意味がある．そこで，たとえば No. 60 は国際放射線防護委員会 1990 年勧告，ICRP 90……等．
4. 米国科学アカデミー NAS と米国研究審議会 NRC がつくっている電離放射線の生物影響(BEIR と略称)委員会の報告書：これには BEIR-xx と連番がついているが，年が重要な場合，それも付記した．
5. その他の文献は章ごとにまとめて巻末に列記した．番号はないが表題をつけたので，本文との関連はわかると思う．これらの文献のうち舘野之男編『原典放射線障害 1896 年—1944 年の資料から』東大出版会(1988)，および舘野之男編『原典で読む放射線治療史』MED(2001)に日本語訳が掲載されている場合は，それぞれ『障』，『治』と略記した．

**第 1 章**

大野新一「放射線の誕生」，『放射線科学』42 : 390–393 (1999); 43 : 43–46 (2000)

**第 2 章**

Stenbeck, T. ; Ein Fall von Hautkrebs geheilt durch Behandlung mit

舘野之男

1934年栃木県に生まれる
1964年千葉大学大学院研究科修了
現在—放射線医学総合研究所客員研究員
専攻—放射線医学，核医学

著書—『放射線医学史』(岩波書店)
『放射線と人間』(岩波新書)
『核医学—管理と法規制』(共著，実業公報社)
『核医学概論』(共編，東大出版会)
『原典放射線障害 1896—1944年の資料から』(編訳，東大出版会)
『放射線応用技術ハンドブック』(共著，朝倉書店)
『医用X線像のコンピュータ診断』(共編，シュプリンガー) ほか
訳書—アッカークネヒト『パリ病院』(思索社)
プロディ『医の倫理』(共訳，東大出版会)
キング『医学思想の源流』(監訳，西村書店) ほか

放射線と健康　岩波新書(新赤版)745

2001年8月20日　第1刷発行

著　者　舘野之男《たてのゆきお》

発行者　大塚信一

発行所　株式会社 岩波書店
〒101-8002 東京都千代田区一ツ橋 2-5-5

電　話　案内 03-5210-4000　営業部 03-5210-4111
新書編集部 03-5210-4054
http://www.iwanami.co.jp/

印刷・理想社　カバー・半七印刷　製本・中永製本


ISBN4-00-430745-7　Printed in Japan

# 岩波新書創刊五十年、新版の発足に際して

岩波新書は、一九三八年一一月に創刊された。その前年、日本軍部は日中戦争の全面化を強行し、国際社会の指弾を招いた。しかし、アジアに覇を求めた日本は、言論思想の統制をきびしくし、世界大戦への道を歩み始めていた。出版を通して学術と社会に貢献・尽力することを終始希いつづけた岩波書店創業者は、この時流に抗して、岩波新書を創刊した。

創刊の辞は、道義の精神に則らない日本の行動を深憂し、権勢に媚び偏狭に傾く風潮と他を排撃する驕慢な思想を戒め、批判的精神と良心的行動に拠る文化日本の躍進を求めての出発であると謳っている。このような創刊の意は、戦時下においても時勢に迎合しない豊かな文化的教養の書を刊行し続けることによって、多数の読者に迎えられた。戦争は惨澹たる内外の犠牲を伴って終わり、戦時下に一時休刊の止むなきにいたった岩波新書も、一九四九年、装を赤版から青版に転じて、刊行を開始した。新しい社会を形成する気運の中で、自立的精神の糧を提供することを願っての再出発であった。赤版は一〇一点、青版は一千点の刊行を数えた。

一九七七年、岩波新書は、青版から黄版へ再び装を改めた。右の成果の上に、より一層の課題をこの叢書に課し、閉塞を排し、時代の精神を拓こうとする人々の要請に応えたいとする新たな意欲によるものであった。即ち、時代の様相は戦争直後とは全く一変し、国際的にも国内的にも大きな発展を遂げながらも、同時に混迷の度を深めて転換の時代を迎えたことを伝え、科学技術の発展と価値観の多元化は文明の意味が根本的に問い直される状況にあることを示していた。

その根源的な問は、今日に及んで、いっそう深刻である。圧倒的な人々の希いと真摯な努力にもかかわらず、地球社会は核時代の恐怖から解放されず、各地に戦火は止まず、飢えと貧窮は放置され、差別は克服されず人権侵害はつづけられている。科学技術の発展は新しい大きな可能性を生み、一方では、人間の良心の動揺につながろうとする側面を持っている。溢れる情報によって、かえって人々の現実認識は混乱に陥り、ユートピアを喪いはじめている。わが国にあっては、いまなおアジア民衆の信を得ないばかりか、近年にいたって再び独善偏狭に傾く惧れのあることを否定できない。

豊かにして勁い人間性に基づく文化の創出こそは、岩波新書が、その歩んできた同時代の現実にあって一貫して希い、目標としてきたところである。今日、その希いは最も切実である。岩波新書が創刊五十年・刊行点数一千五百点という画期を迎えて、三たび装を改めたのは、この切実な希いと、新世紀につながる時代に対応したいとするわれわれの自覚とによるものである。未来をになう若い世代の人々、現代社会に生きる男性・女性の読者、また創刊五十年の歴史を共に歩んできた経験豊かな年齢層の人々に、この叢書が一層の広がりをもって迎えられることを願って、初心に復し、飛躍を求めたいと思う。読者の皆様の御支持をねがってやまない。

（一九八八年一月）